Fitness
Übungen für aktive
Rentner

Fitness
Übungen für aktive
Rentner

garant

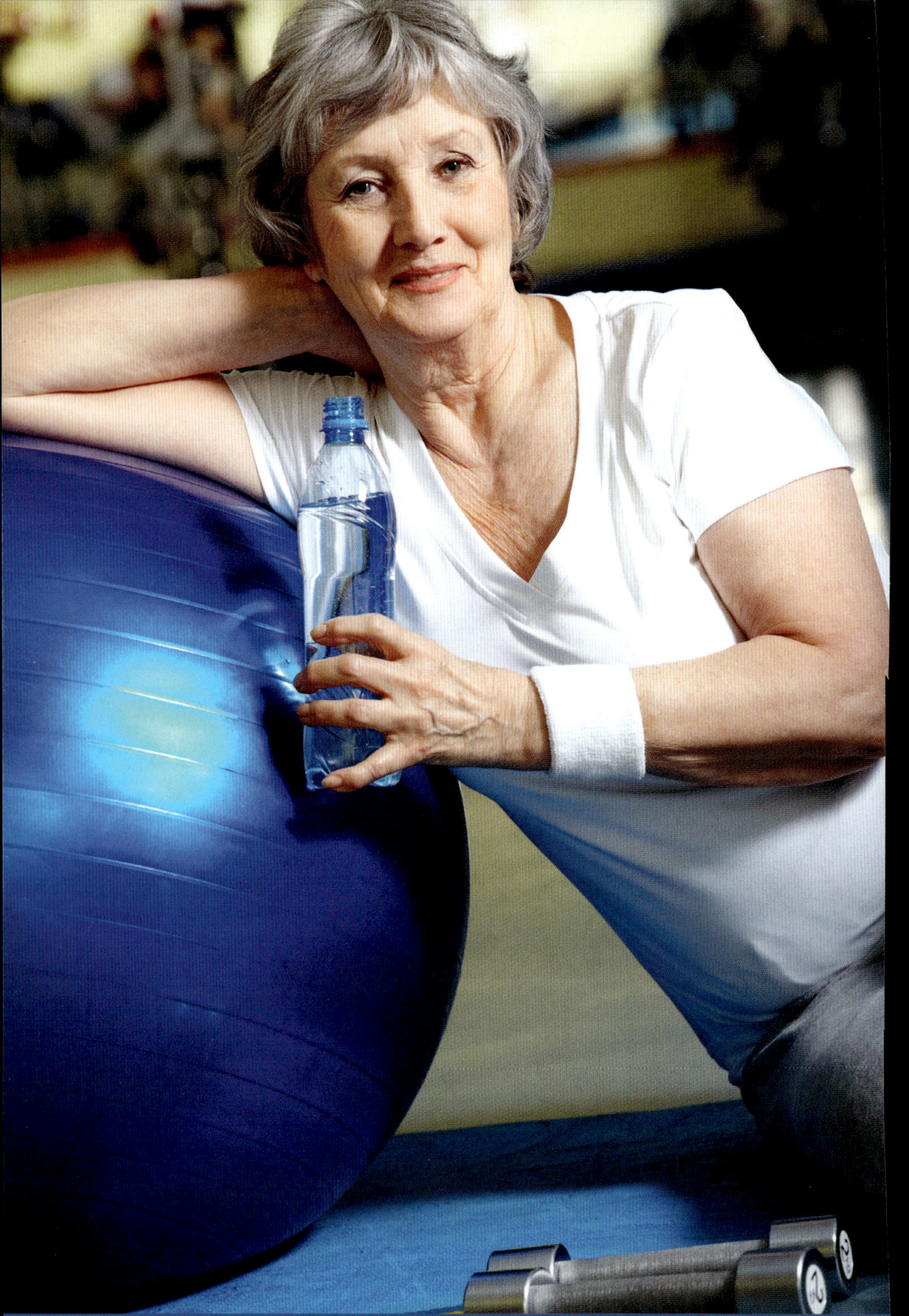

Inhalt

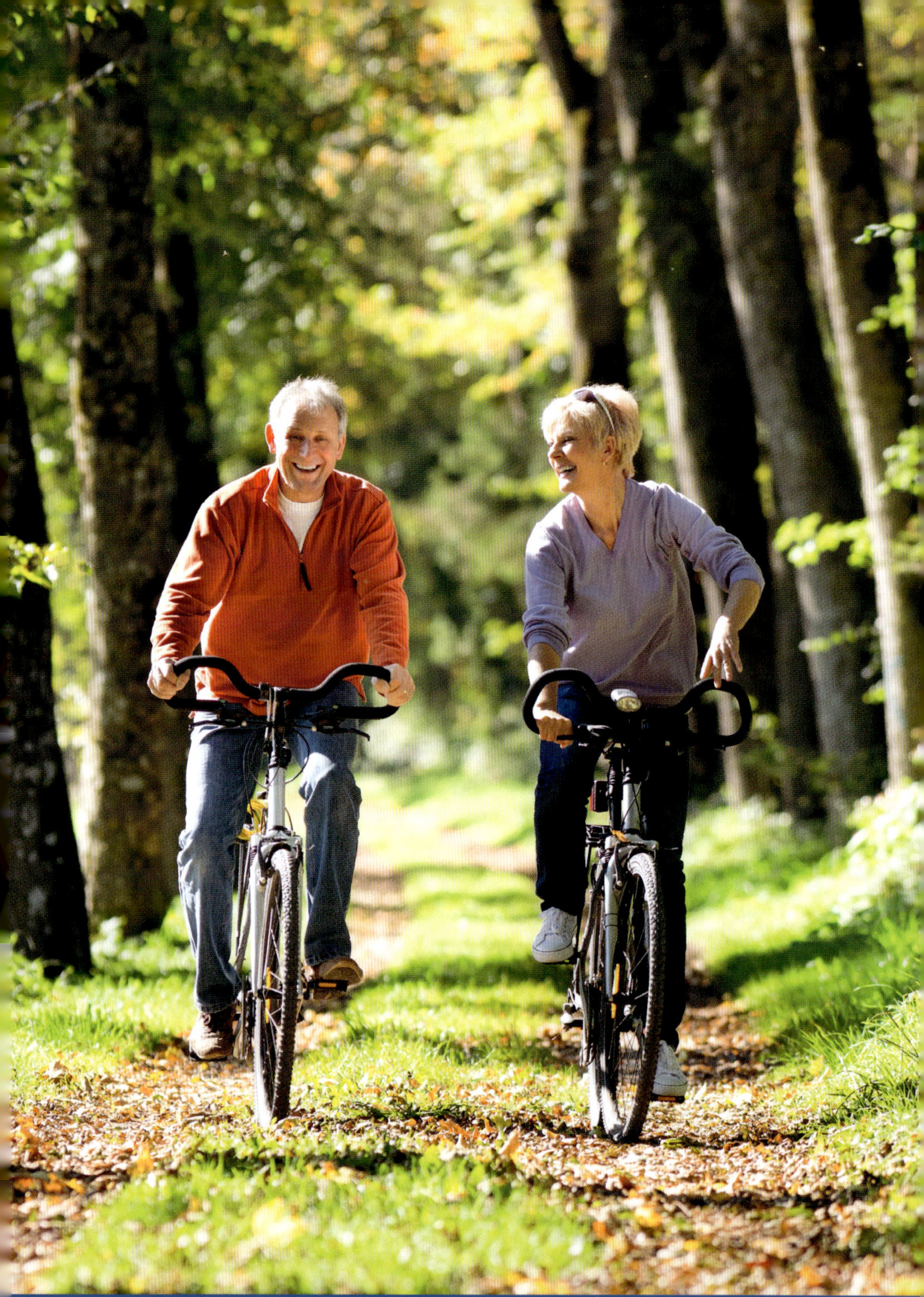

Vorwort

Wir alle wünschen uns, bis ins hohe Alter mobil, selbstständig, gesund und geistig fit zu sein. Dafür können wir selbst einiges tun: Die richtige Ernährung, Gedächtnistraining und ein regelmäßiges Körpertraining tragen dazu bei, die eigene Fitness auch im dritten Lebensabschnitt zu halten bzw. zu steigern. Alles, was es manchmal braucht, ist die passende Inspiration sowie ein kleiner Schubs in die richtige Richtung. Mit diesem Buch möchten wir Sie inspirieren, sich im Alltag mehr zu bewegen und durch gezielte Übungen sowie eine ausgewogene Ernährung zu einem körperlichen Wohlgefühl und zu seelisch-emotionaler Ausgeglichenheit zu gelangen. Denn regelmäßiges Training hilft nicht nur überflüssige Pfunde purzeln zu lassen und das Herz-Kreislauf-System zu stärken, sondern steigert ebenso das psychische Wohlbefinden: Gegen depressive Verstimmungen hilft kaum etwas so gut wie Bewegung an der frischen Luft. Doch auch wenn Sie lieber zu Hause trainieren, stehen Ihnen viele Möglichkeiten offen: Probieren Sie es doch einmal mit gezieltem Krafttraining oder einfachen Yoga- und Pilatesübungen. In diesem Buch finden Sie zu diesen drei Bereichen Anleitungen für viele abwechslungsreiche Trainingseinheiten. Dazu gibt es geballtes Wissen rund um passende Sportarten für Senioren, die richtige Ernährung im Alter und viele Infos zum Thema geistige Fitness. Wir wünschen Ihnen viel Spaß beim Ausprobieren.

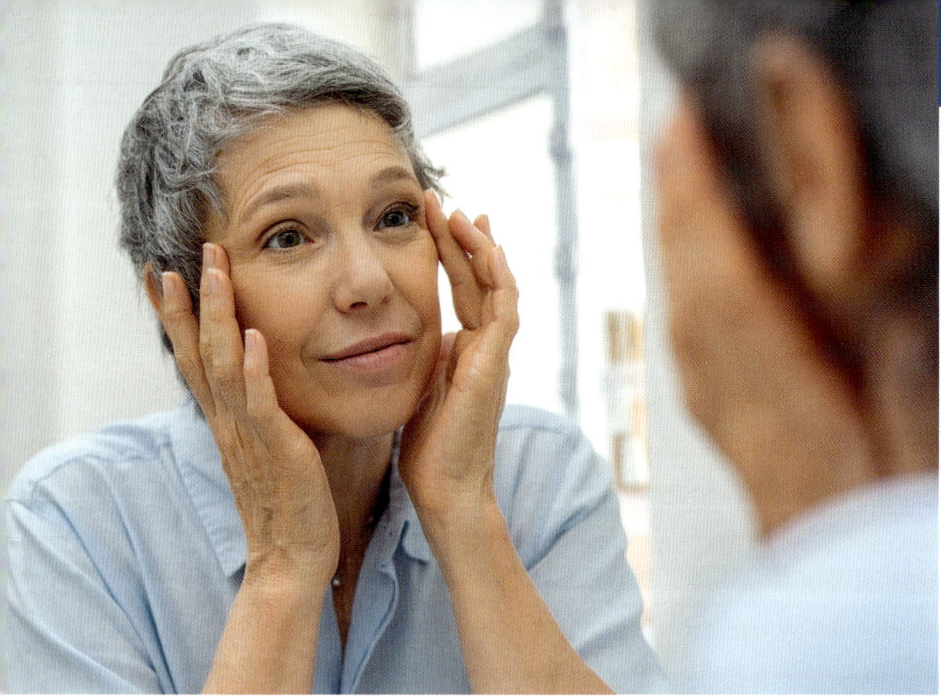

Einleitung

Älter zu werden bedeutet, körperliche und geistige Veränderungen zu durchleben. Warum das so ist und wie die einzelnen Alterungsvorgänge im menschlichen Organismus vor sich gehen, ist aus medizinisch-wissenschaftlicher Sicht längst noch nicht vollständig geklärt. Eines steht jedoch fest: Nicht alle Menschen altern gleich. Stattdessen entscheiden individuelle Faktoren wie etwa die Genetik, der Lebensstil oder auch die Ernährung mit darüber, wie wir altern.

Dabei gilt es als erwiesen, dass Bewegung hilft, Alterungsvorgänge zu verlangsamen und die geistige wie körperliche Fitness bis ins hohe Alter zu verbessern. So konnten viele Studien belegen, dass Menschen, die auch im Alter noch aktiv sind, oftmals mobiler und selbstständiger sind. Dabei gilt: Es ist nie zu spät, um mit dem Training zu beginnen.

Altern – was passiert im Körper?

Das Altern ist ein Prozess, der den kompletten menschlichen Körper betrifft. Die Zellen verändern sich und sterben langsam ab, denn je älter Zellen werden, desto anfälliger sind sie für Defekte. Das äußert sich auf verschiedene Weise: Die Haut verliert an Elastizität und zeigt Falten oder farbliche Veränderungen. Parallel dazu nimmt mit steigendem Alter die Muskelmasse ab, während Knochen brüchiger und spröde werden. Auch im Herz-Kreislauf-System sowie an den Sinnesorganen sind immer mehr Schwachstellen wahrzunehmen. Bislang gibt es noch kein Mittel, das diese Veränderungen aufhalten kann. Mithilfe einer gesunden Lebensweise und viel Sport wird es jedoch möglich, die Alterungsprozesse (teilweise) zu verlangsamen und ihnen wirksam entgegenzusteuern.

Warum ist Bewegung gerade im Alter so wichtig?

„Wer rastet, der rostet." Dieses bekannte Sprichwort besitzt, wie viele Studien zeigen, einen hohen Wahrheitsgehalt. So haben Mediziner in Beobachtungsstudien herausgefunden, dass schon ganz alltägliche Bewegungen das

Sterberisiko um einen signifikanten Prozentteil verringern. Das bedeutet, dass bereits der Gang zum Supermarkt oder ein wenig Gartenarbeit unsere Lebensdauer verlängern können. Gezielte Trainingseinheiten im Alter können sogar noch effektiver sein – und das gilt nicht nur mit Blick auf die Muskelmasse. Wer sich regelmäßig ausreichend bewegt, unterstützt das Immunsystem: Weil während der sportlichen Trainingseinheiten bestimmte Botenstoffe ausgeschüttet werden, die dem Körper helfen, Abwehrzellen zu aktivieren, kann das Risiko für schwerwiegende Krankheiten verringert werden. Darüber hinaus senkt Bewegung den Blutdruck, hilft unterstützend bei seelischen Erkrankungen wie Depressionen und hilft Probleme wie Rücken-, Nacken- oder Kopfschmerzen zu beseitigen.

Vor allem für Menschen im Alter ist es wichtig, sich fit zu halten. Schließlich können starke Muskeln und Knochen

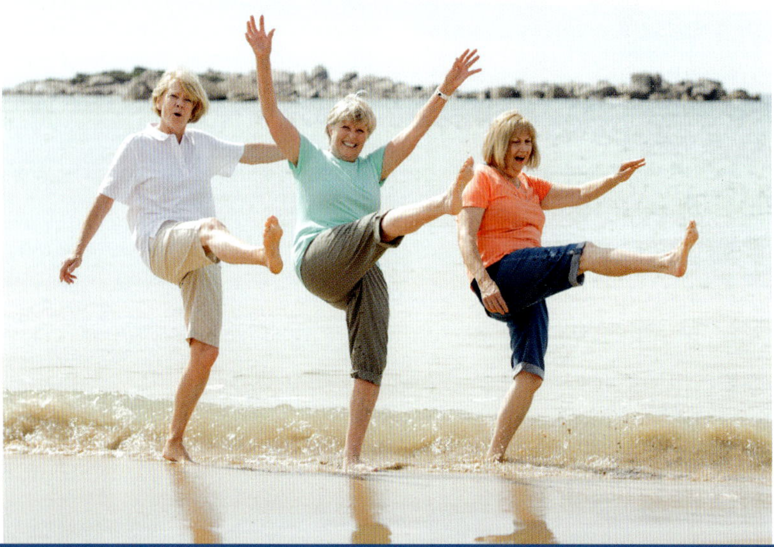

dabei helfen, selbst im Seniorenalter noch mobil und selbstständig agieren zu können. Gleichzeitig verringert sich das Risiko für Stürze und Verletzungen enorm. Darüber hinaus kann ein trainierter Körper im Ernstfall zusätzliche Kraftreserven mobilisieren: Selbst für den Fall, dass Sie doch einmal krank werden sollten, haben Sie so bessere Chancen auf eine schnellere Regeneration.

Sport im Alter – worauf muss man achten?

Eines vorneweg: Nicht jede Sportart ist für Senioren geeignet. Zwar gibt es auch einige Menschen, die mit über Siebzig noch auf dem Fußballplatz stehen und das Runde im Eckigen versenken, jedoch handelt es sich hierbei in der Regel eher um Ausnahmeathleten. Wer im Alter richtig und gesund trainieren will, sollte die ausgewählten Übungen und Sportarten an die eigene körperliche Leistungsfähigkeit anpassen. Vor allem für Untrainierte kann der Ausflug in die Welt der Fitness anderenfalls unangenehm enden. Darüber hinaus gilt: Für welchen Sport und welches Training Sie sich auch entscheiden – hören Sie auf Ihren Körper und erkennen Sie seine Grenzen. Anstatt sich also durch das Training zu quälen, seien Sie sanft zu sich selbst und führen Sie jede Übung nur so weit durch, wie es sich gut für Sie anfühlt. Dies gelingt am besten, indem Sie sich langsam herantasten und nicht von Anfang an überehrgeizig in die Vollen gehen.

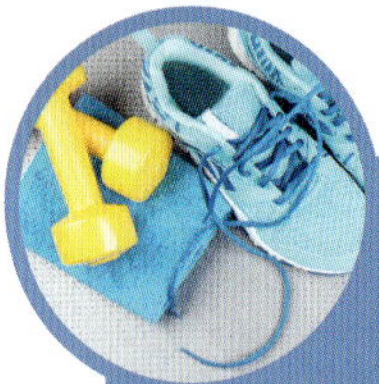

Sport in der Gruppe

Gerade Menschen im hohen Alter leben häufig isoliert. Sport kann eine gute Möglichkeit sein, um neue Menschen kennenzulernen oder sich endlich mal wieder mit alten Bekannten zu verabreden. Verschiedene Trainingseinheiten gemeinsam auszuüben bringt Spaß, fördert den Zusammenhalt und kann die Motivation steigern.

Bevor Sie Ihren neuen Trainingsplan konzipieren, ist es außerdem ratsam, die eigene Fitness richtig einzuschätzen. Sie haben bereits seit Ihrer frühen Jugend keinen Sport mehr getrieben? In den letzten Jahren haben Sie sich immer weniger bewegt und Ihr Bewegungsradius ist zunehmend kleiner geworden? Dann geht es Ihnen wie vielen Senioren, die im Alter stetig immobiler werden. Ob aufgrund von Krankheit, äußerer Umstände oder anderer Gründe – wenn Ihr Fitnesslevel sich eher auf einem unteren Niveau einpendelt, sollten Sie Ihren Körper nicht sofort überfordern. Gleichzeitig gilt aber auch: Wer fit ist und sich beim Training regelmäßig unterfordert, wird nur wenige positive Effekte des Workouts verspüren. Deshalb ist es wichtig, die eigene Fitness richtig einzuschätzen. Verschiedene Parameter können dabei helfen, oftmals fällt es jedoch schwer, ganz objektiv den eigenen körperlichen Zustand zu bewerten. Darum kann es helfen, Rücksprache mit dem Hausarzt zu halten. Dieser kennt Ihren Körper und seine Schwachstellen (fast) so gut wie Sie und kann Ihnen viele hilfreiche Tipps für ein effektives, aber keinesfalls überlastendes

Training an die Hand geben. Insbesondere für den Fall, dass Sie bereits unter spezifischen Erkrankungen wie Arthritis, Bluthochdruck und Co. leiden, empfiehlt es sich, den Arzt um Empfehlungen zu bitten. Anhand verschiedener Parameter, wie etwa BMI und Körperfettanteil oder Blutdruck, kann Ihnen auch ein ausgebildeter Fitnesstrainer dabei helfen, Ihr Fitnesslevel zu bestimmen. Angebote werden hierbei oftmals an Abonnements für Trainingseinheiten gekoppelt. Wenn Sie lieber zu Hause trainieren und die Übungen aus dem vorliegenden Buch nutzen möchten, sollten Sie versuchen, realistisch ans Workout heranzugehen. Muten Sie sich nicht zu viel, aber auch nicht zu wenig zu.

Wie viel Sport pro Woche ist empfehlenswert?

Mediziner empfehlen Menschen ab 65 Jahren mindestens zweieinhalb Stunden moderate Bewegung pro Woche. Wer intensivere Trainingseinheiten bevorzugt, kommt auch mit

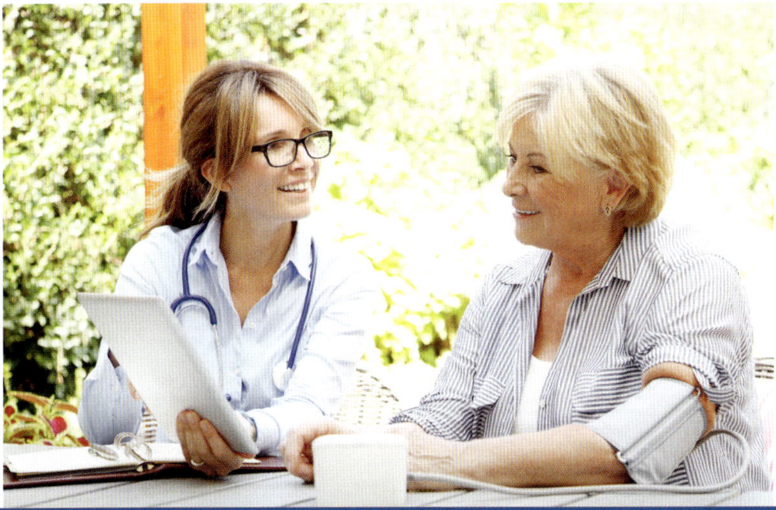

75 Minuten wöchentlich gut über die Runden. Besonders sinnvoll ist es, wenn intensive und moderate Trainingseinheiten kombiniert werden. Das bringt den Kreislauf in Schwung und sorgt für gut ausbalancierte Be- und Entlastungsphasen während des Trainings. Um die wöchentliche Zielzeit zu erreichen, kann es sich lohnen, jeden Tag eine feste Uhrzeit fürs Training einzuplanen: Legen Sie ein halbstündiges Fitnessprogramm beispielsweise an Wochentagen für 11 Uhr vormittags fest oder profitieren Sie von einem Training am Nachmittag. Auf Wunsch können Sie natürlich auch mehrere Trainingseinheiten zusammenlegen und Ihren Körper entsprechend nur zwei- bis dreimal pro Woche ins Schwitzen bringen.

Bewegung in den Alltag einbauen

Nicht jeder ist Sportler aus Leidenschaft. Gerade für diejenigen unter uns, die ihr regelmäßiges Training eher aus Pflichtgefühl absolvieren, kann es hilfreich sein die Bewegung in den Alltag zu integrieren. Das klappt am besten, indem wir uns ein klein wenig austricksen. Verschiedene Übungen aus diesem Buch lassen sich hervorragend in ganz alltäglichen Situationen durchführen – ganz ohne dass man hierfür eine feste Trainingszeit festlegen muss. Für einen knienden Liegestütz (siehe S. 86) an einem Tisch oder einer Fensterbank zum Beispiel müssen Sie nicht einmal spezielle Sportbekleidung anlegen und benötigen auch keine besonderen Hilfsmittel. Auch das Wandsitzen (siehe S. 138) ist eine ideale Übung für zwischendurch. Das Treppenstei-

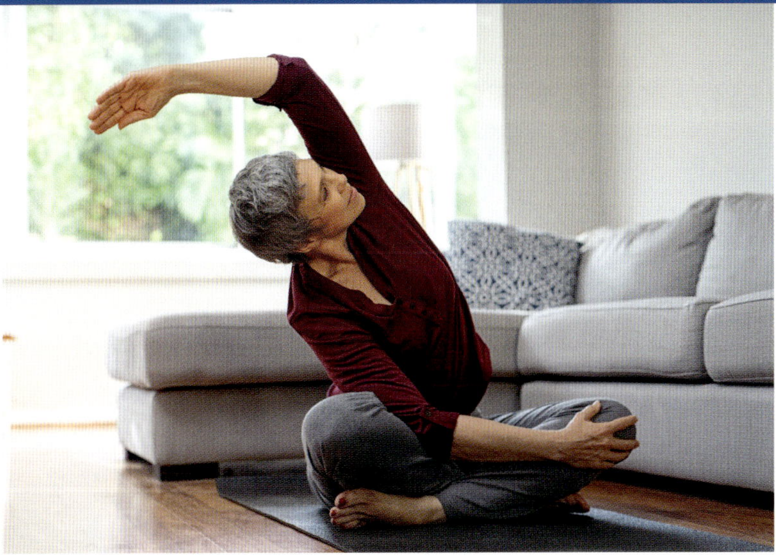

gen (siehe S. 150) wiederum bauen Sie ganz einfach auf dem Nachhauseweg vom Supermarkteinkauf ein und den Hüftmobilisierer (siehe S. 168) erledigen Sie nebenbei, während Sie abends gemütlich vor dem Fernseher sitzen.

Typische Alterskrankheiten und effektives Training

Es gibt eine Reihe von alterstypischen Erkrankungen, die es Betroffenen schwer machen, sportliche Übungen effektiv auszuüben. Das liegt häufig daran, dass die Erkrankungen per se mit Schmerzen in den Gelenken oder Muskeln verbunden sind. Hierzu gehören beispielsweise Krankheiten wie Arthrose, Osteoporose oder auch Rheuma. Bei diesen Beschwerden sind Bewegung und Fitness jedoch gerade gut, weil sie helfen, Beeinträchtigungen zu lindern. So können beispielsweise gezieltes Krafttraining und Yogaübungen bei Rheuma helfen, Gelenkbeschwerden zu verringern und die oftmals anhängigen Erschöpfungszustände zu lindern. Auf der anderen Seite sollte jedoch vor allem bei fortgeschrittenem Stadium der Krankheit ein Arzt konsultiert werden. Insbesondere wenn große Gelenke wie Schulter oder Hüfte von Erkrankungen aus dem rheumatischen Formenkreis betroffen sind, können sich bei falschen oder ungünstigen Belastungen eine Verschlechterung des Zustands einstellen.

Langsam starten bei Osteoporose

Osteoporose ist eine Krankheit, die auch als Knochenschwund bekannt ist und von der vermehrt Frauen betroffen sind. Häufig leiden die Betroffenen unter Schmerzen, nicht selten zeigen sich die Knochen äußerst empfindlich

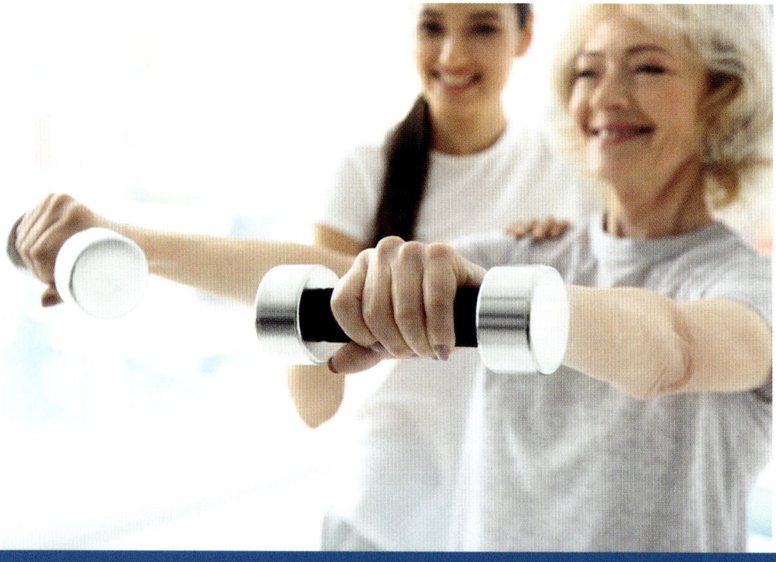

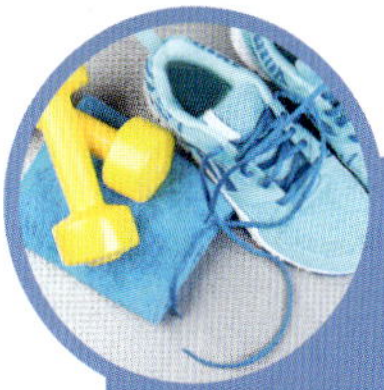

Sport gegen Demenz

Demenz und Alzheimer sind typische Alterskrankheiten, die mit einer eingeschränkten kognitiven Leistungsfähigkeit einhergehen. Aktuelle Studien haben herausgefunden, dass Sport einen positiven Effekt auf die kognitiven Leistungen älterer Menschen haben kann. Zwar können Alzheimer oder Demenz durch sportliche Betätigung nicht komplett aufgehalten werden, der derzeitige Forschungsstand legt jedoch nahe, dass die kognitive Leistungsverschlechterung zumindest ausgebremst werden kann. Tatsächlich scheinen sogar Effekte möglich, nach denen die kognitiven Fähigkeiten sich auf lange Sicht sogar wieder verbessern.

und neigen dazu, schneller zu brechen. Auch hier kann effektives Training helfen: Bewegungen und Belastungen stärken den Knochen und treiben den Muskelaufbau voran. Wichtig ist jedoch gerade bei diesem Krankheitsbild, dass Betroffene eine ausgedehnte Eingewöhnungsphase einplanen. Anderenfalls kann es zu Verletzungen kommen.

Sanfte Bewegungen bei Arthrose

Arthrose bezeichnet die starke Abnutzung von Gelenken, vor allem im Knie, in der Schulter und in der Hüfte. Betroffene leiden häufig unter starken Schmerzen und sind in ihren Bewegungen eingeschränkt. Gerade bei einer Arthrose können gezielte Trainingseinheiten jedoch dafür sorgen, dass sich die Beschwerden in Form von Schmerzen verringern. Allerdings sollte auf schnelle und ruckartige Bewegungsabläufe genauso verzichtet werden wie auf übermäßig anstrengendes Krafttraining. Eine gute Mischung mit Koordinations- und Dehnungsübungen kann hilfreich sein und sollte idealerweise durch sanfte Ausdauersportarten wie Nordic Walking, Schwimmen oder Radfahren ergänzt werden.

Überblick zu diesem Ratgeber

Im vorliegenden Ratgeber erfahren Sie alles, was Sie rund um das Training im Alter wissen sollten. So lernen Sie, wie Sie auch jenseits der 65 noch fit und selbstbestimmt durchs Leben gehen können. Im Theorieteil finden Sie viele Informationen darüber, welche Sportarten für Senioren besonders gut geeignet sind und welche Zielsetzungen die einzelnen Trainings verfolgen. Darüber hinaus erfahren Sie, wie wichtig die richtige Ernährung im Alter ist und welche Synergieeffekte im Zusammenspiel mit sportlichem Training entstehen können. Auch rund um die geistige Fitness und hierfür förderliche Übungen gibt es ein Kapitel, bevor es anschließend ans sprichwörtliche Eingemachte geht: Im Übungsteil dieses Buches finden Sie Trainingseinheiten, die speziell auf die verschiedenen Körperbereiche abgestimmt sind. Stärken Sie Arme und Schultern, Rücken und Nacken, Bauch und Hüfte, Gesäß, Beine und Knie, ehe Sie zum Schluss mit sanften Dehnübungen ihr Workout entspannt ausklingen lassen.

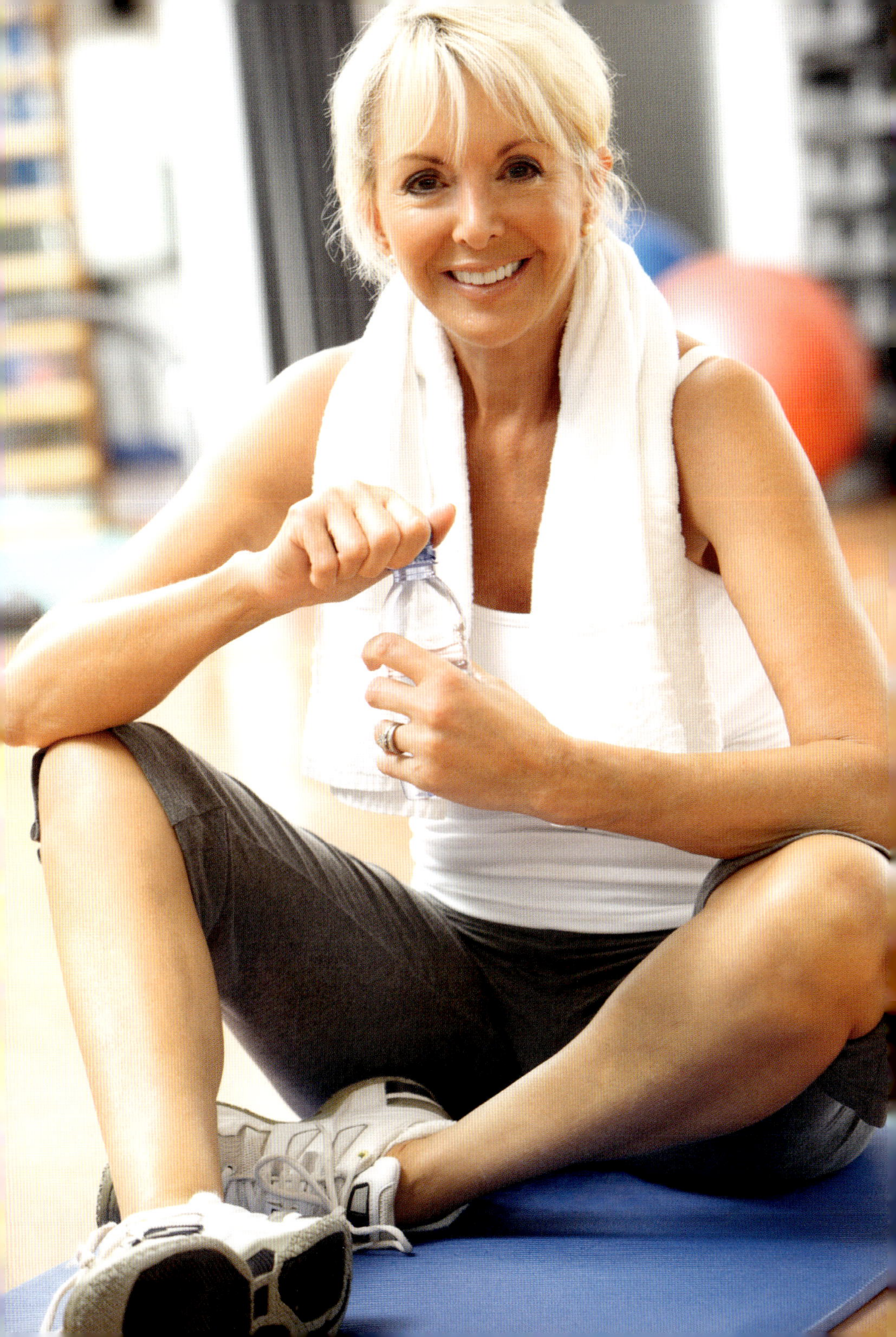

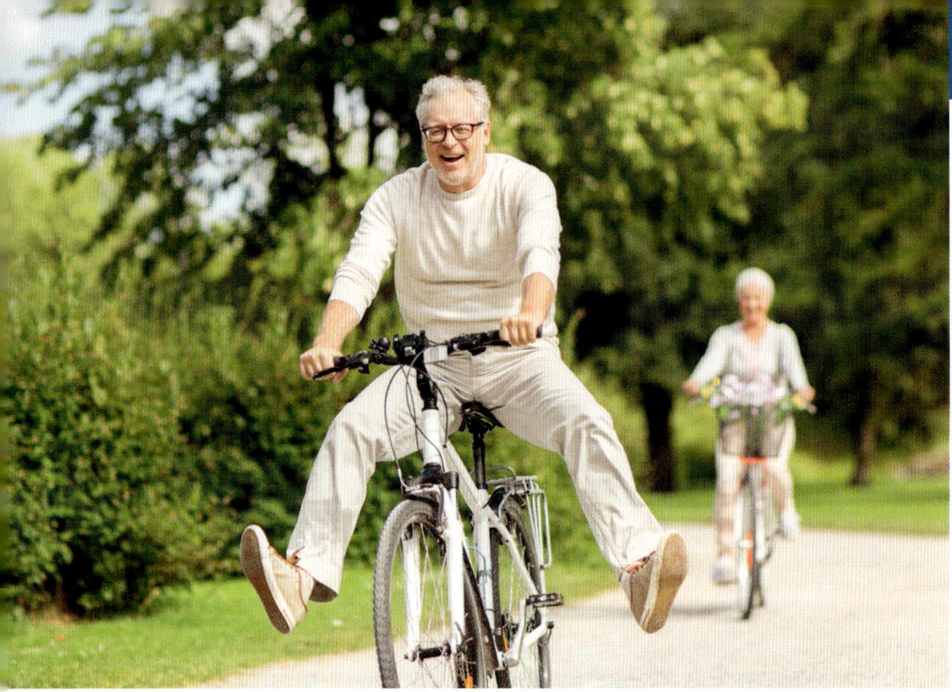

Sportlich aktiv bis ins hohe Alter

Um bis ins hohe Alter selbstständig und mobil zu bleiben, ist regelmäßige Bewegung besonders wichtig. Mithilfe gezielter Übungen können Sie Muskeln aufbauen und stärken, Verspannungen oder Schmerzen vorbeugen sowie Ihr Herz-Kreislauf-System in Schwung bringen. Allerdings sollten Sie darauf achten, dass Sie sich stets kontrolliert und mit Bedacht auspowern und sich nicht überanstrengen. Denn längst nicht alle Sportarten sind für das Training im Alter gleichermaßen geeignet. Wenn Sie in Ihrem Leben immer schon sportlich aktiv waren, kann es von Vorteil sein, sanftere Sportarten und Übungen für mehr Beweglichkeit in Ihren Trainingsplan zu integrieren.

Die besten Sportarten für Senioren

Wer erst im höheren Alter damit beginnt, regelmäßig Sport zu treiben, sollte zum Einstieg am besten gelenkschonende Sportarten wählen. Diese ermöglichen es, besonders sanft und wenig belastend Kraft, Koordination und Ausdauer zu stärken. Ebenfalls wichtig: Die Trainingseinheiten sollten nicht zu kompliziert sein oder langer Erklärungen bedürfen. Am besten ist es, wenn Sie direkt mit dem Workout beginnen können – anderenfalls kann es passieren, dass Sie die Motivation verlieren und das Projekt Sport schnell wieder zu den Akten legen. Besonders beliebt sind bei Senioren sämtliche Sportarten, die an der frischen Luft durchgeführt werden. Dazu gehört beispielsweise das Nordic Walking, das praktisch ohne große Vorkenntnisse und ohne teure Ausrüstung ausgeübt werden kann. Wer ohnehin gern spazieren geht, ist hiermit bestens beraten. Weiterer Vorteil: Das Training an der frischen Luft bringt gute Laune und hilft die Vitamin D-Vorratsspeicher aufzufüllen. Auch Schwimmen und Radfahren habe sich als empfehlenswert für Senioren erwiesen, weil es sich hierbei um gelenkschonende Trainingsmöglichkeiten handelt. Ebenfalls beliebt: Skilanglauf, Golfen, Wandern und Tanzen – alles Sportarten, die Sie hervorragend auch mit dem Partner oder Freunden ausprobieren können. Darüber hinaus eignen sich Yoga und Pilates für ein verbessertes Körperempfinden, eine Steigerung der Koordination und mehr Beweglichkeit. Muskeltraining wiederum hilft, die körperliche Leistungsfähigkeit insgesamt auf einem guten Level zu halten.

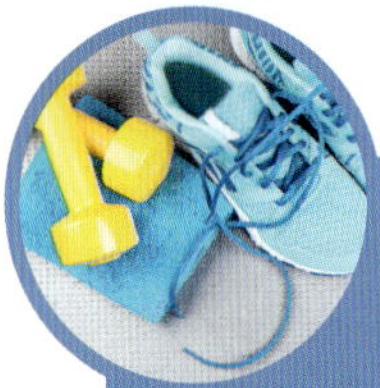

Ballsportarten und Joggen im Alter

Grundsätzlich gilt, dass Sportarten wie Tennis und Fußball genauso wie das Joggen für die Gelenke belastend sein können. Für Untrainierte ist im Alter bei derartigen sportlichen Betätigungen außerdem das Verletzungsrisiko groß. Wer jedoch bereits seit Jahren seine Runden auf dem Sportplatz dreht oder als aktives Mitglied im Fußballverein die Tore schießt, kann ruhig bei diesen Sportarten bleiben, um sich weiterhin fit zu halten. Denn glücklicherweise gilt: Die Bewegungsmuster, die einmal erlernt wurden, können auch im hohen Alter noch abgerufen werden.

Muskeltraining im Alter

Das sogenannte Muskel- oder Krafttraining empfiehlt sich vor allem für Senioren, die sich fitter und mobiler fühlen möchten. Das Vorurteil vom Gewichte stemmenden Kraftprotz aus dem Fitnessstudio ist schließlich längst überholt. Stattdessen kann jeder durch gezieltes Krafttraining Muskelmasse aufbauen – und das auch von zu Hause aus. Alles, was Sie dafür brauchen, sind die passenden Anleitungen und etwas Basiswissen. Und es kommt noch besser, denn Muskeltraining kann bei vielen Problemen für Abhilfe sorgen: So gelingt es durch ein regelmäßiges Workout, Kalorien zu verbrennen und ein paar überflüssige Pfunde loszuwerden, dem Knochenabbau vorzubeugen und Schmerzen im Rücken oder in den Gelenken zu beseitigen. Ein korrekt durchgeführtes Muskeltraining bringt also viele Vorteile.

Basiswissen zum Muskeltraining

Grundsätzlich benötigen Sie für ein gezieltes Muskeltraining nicht viel: Für die meisten Übungen genügen eine Gymnastikmatte als rutschfeste Unterlage und ein Theraband. Das elastische Band wurde nach dem Prinzip des progressiven Widerstands konzipiert und ist damit für das Krafttraining ideal geeignet: Je weiter Sie das Band dehnen, umso mehr Kraft müssen Sie hierfür aufwenden. Trainiert wird mit dem Theraband in unterschiedlichen Positionen, um gezielt einzelne Muskelpartien anzusprechen. Darüber hinaus kann es hin und wieder erforderlich sein, auf ein paar Kurzhanteln zurückzugreifen. Hierbei sollten Sie eine Gewichtsklasse auswählen, die Ihrem persönlichen Fitnesslevel entspricht. Für den Anfang sollten es nicht mehr als ein oder zwei Kilogramm sein. Sobald Sie schließlich zunehmend mehr Muskelmasse aufgebaut haben, können Sie das

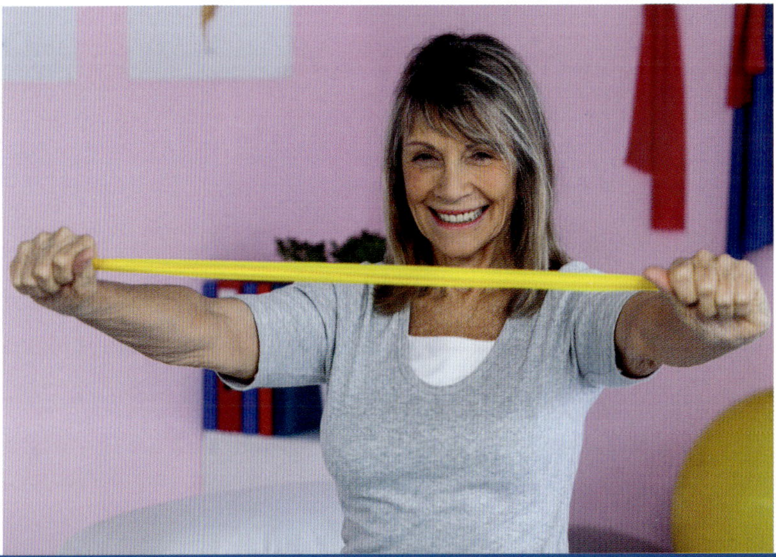

Gewicht langsam steigern. Ebenso wichtig: Muten Sie sich beim Ausführen der Übungen niemals zu viel zu. Wenn es irgendwo schmerzt oder zwickt, ist die entsprechende Trainingseinheit für Sie eventuell nicht geeignet. Insbesondere bei Vorbelastungen in den Gelenken können manche Übungen eher schaden als fördern. Halten Sie in diesem Fall Rücksprache mit dem Arzt oder einem ausgebildeten Fitnesstrainer.

Die Prinzipien des Krafttrainings

Regelmäßiges Krafttraining hat auf Körper und Psyche des Menschen viele positive Effekte. Das gilt jedoch nur, wenn das Training richtig ausgeführt wird. Anderenfalls ist die Wirkung gering und es droht Verletzungsgefahr. Zu wissen, was genau beim Workout eigentlich im Muskel passiert und wodurch sich die Prinzipien des Krafttrainings auszeichnen, kann helfen, Überbelastungen zu vermeiden.

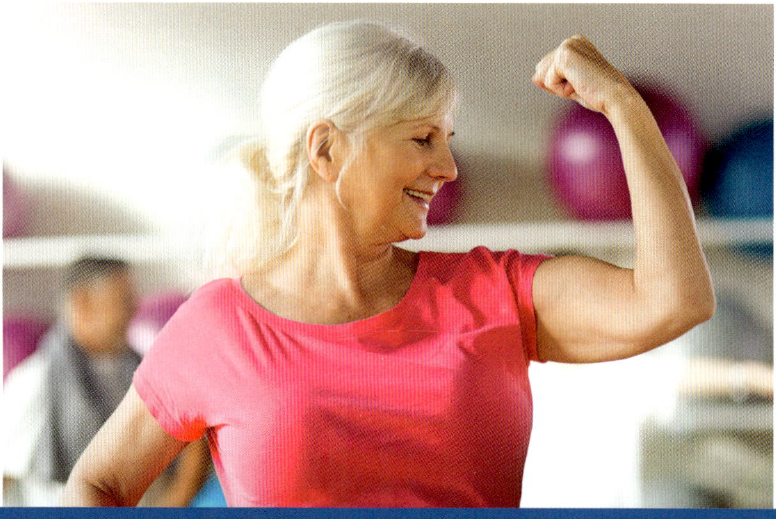

Die menschlichen Muskeln bestehen aus Muskelfasern, die auch als Muskelzellen bezeichnet werden. Mithilfe von gezieltem Training lassen sich trainingswirksame Reize setzen, die zu einem Muskelwachstum in Form einer Muskelhypertrophie führen. Hierbei verdicken sich die bereits vorhandenen Muskelfasern, sodass der Muskel größer wird. Das Funktionsprinzip, welches hinter diesem Prozess steckt, wird auch Superkompensation genannt und ist recht einfach erklärbar: Bei einer hohen Belastung am Muskel (trainingswirksamer Reiz) registriert der Körper, dass seine aktuellen Kraftreserven nicht ausreichend sind, um der Belastung angemessen begegnen zu können. Deshalb regt er das Muskelwachstum an, um für zukünftige Reize bzw. Belastungen gleicher Art besser gewappnet zu sein. Das Prinzip der Superkompensation macht zwei Dinge klar: Muskelaufbautrainings sind nur effektiv, wenn sie den Muskel oberhalb der Reizschwelle fordern und wenn sie dauerhaft und regelmäßig erfolgen. Anderenfalls bildet sich die Muskulatur schnell wieder zurück. Empfohlen wird daher häufig eine sogenannte progressive Belastungssteigerung, bei der das Training in regelmäßigen Intervallen intensiviert wird.

Tipps für den Muskelaufbau im Alter

Wer im Alter mit dem Krafttraining beginnen will, um aktiv Muskeln aufzubauen, sollte verschiedene Tipps und Empfehlungen berücksichtigen. Anderenfalls verpuffen die Effekte der Trainingseinheiten ungenutzt, es kann zu Verletzungen kommen oder das Workout bringt binnen kurzer

Zeit keinen Spaß mehr. Deshalb ist es wichtig, dass vor allem Untrainierte einen langsamen Einstieg planen und sich gut vorwärmen, bevor sie mit den tatsächlichen Übungen beginnen. Wenn die Muskeln bereits entspannt und gelockert sind, sprechen sie besser auf gezielt gesetzte Trainingsreize an. Sobald es dann ans Anfängertraining geht, sollten motivierte Athleten ihre persönlichen Grenzen unbedingt berücksichtigen. Viel zu häufig kommt es vor, dass übersteigerter Ehrgeiz zu Verletzungen führt. Insbesondere bei älteren Sportlern können Muskelrisse, Zerrungen und Co. schmerzhaft sein und benötigen deutlich länger, um wieder zu heilen. Versuchen Sie außerdem unterschiedliche Muskelgruppen zu trainieren und auf ein ausgeglichenes Verhältnis zu achten. Wenn Sie beispielsweise den linken Bizeps fordern, sollte auch der rechte mit einem trainingswirksamen Reiz bedacht werden. Ebenfalls wichtig: Eine korrekte Durchführung der Übung. Falsche Bewe-

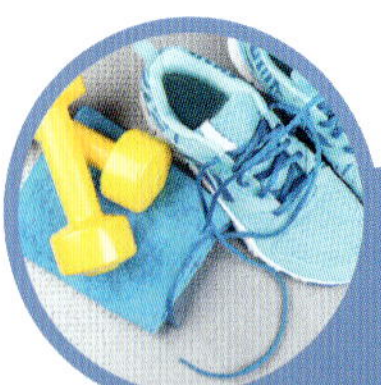

Ernährung fürs Muskelwachstum

Jedes noch so gezielt ausgeführte Muskeltraining bleibt wirkungslos, wenn dem Körper nicht die passenden Nahrungsbausteine zugeführt werden, die er für das Muskelwachstum benötigt. Dabei spielen vor allem Proteine eine gewichtige Rolle. Sie werden nicht umsonst als Bausteine des Körpers bezeichnet und sind in vielen gesunden Lebensmitteln enthalten: Tierische Nahrungsmittel wie Fleisch, Fisch und Milch enthalten ebenso einen hohen Anteil an Eiweißen wie Hülsenfrüchte, Pseudogetreide, Nüsse, Brokkoli und Erbsen.

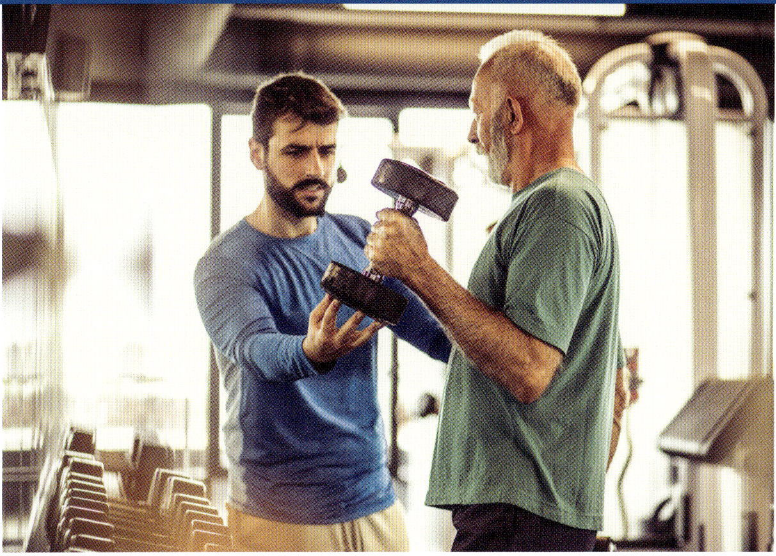

gungsabläufe erhöhen die Gefahr für Verletzungen enorm. Daher kann es hilfreich sein, wenn Sie die Übungen vor dem Spiegel oder gemeinsam mit einem Partner durchführen. Achten Sie zudem auf Kontinuität im Training: Besser ist es, mehrmals in der Woche für einen kürzeren Zeitraum zu trainieren, als nur einmal wöchentlich für mehrere Stunden. Zu guter Letzt sollten Sie Ihrem Körper stets ausreichend Zeit für die Regeneration gönnen. Diese ist nötig, weil die Superkompensation, sprich das Muskelwachstum, in dieser Phase stattfindet.

Krafttraining und Osteoporose

Im Alter verändert sich nicht nur die Muskelgröße, sondern auch die Anzahl an Muskelfasern reduziert sich. Wer nicht aktiv dagegen ankämpft, kann bis zu 60 Prozent der einstmals vollen Leistungsfähigkeit verlieren. Krafttraining ist aber nicht nur für den Muskelaufbau wichtig, sondern kann dazu beitragen, die Belastungsfähigkeit der Knochen zu erhöhen. Hiervon können insbesondere Menschen mit Osteoporose profitieren, denn mithilfe von körperlicher Aktivität und speziellem Krafttraining kann dem Knochenschwund entgegengewirkt werden: Die Belastung während des Trainings wird von den für den Knochenaufbau verantwortlichen Zellen registriert und animiert diese dazu, neue Knochensubstanz zu bilden. Das Prinzip ist demnach so ähnlich wie beim Muskelaufbau: Nur wenn die Knochen gefordert werden, bleiben sie stabil und zuverlässig.

Yoga für Senioren

Bei Yoga handelt es sich um eine philosophische Lehre, die ihren Ursprung in Indien hat. Zugrunde liegen körperliche und geistige Übungen, deren Ziel es ist, beide Ebenen miteinander in Einklang zu bringen bzw. zu „verbinden“. Genau das bedeutet auch der Begriff Yoga aus dem Sanskrit übersetzt. Wer Yoga praktiziert, versucht hierbei zur Ruhe zu kommen, sein inneres Licht leuchten zu lassen und gleichzeitig seine Beweglichkeit, Haltung und Koordinationsfähigkeit zu stärken. Je nachdem wie intensiv die Asanas (Körperübungen) durchgeführt werden, kann auch ein Muskelaufbau registriert werden. Weil viele Übungen einen meditativen Charakter haben und sich eher auf die korrekte als auf die dynamische Durchführung konzentrieren, können auch Untrainierte ohne Vorkenntnisse unkompliziert einsteigen.

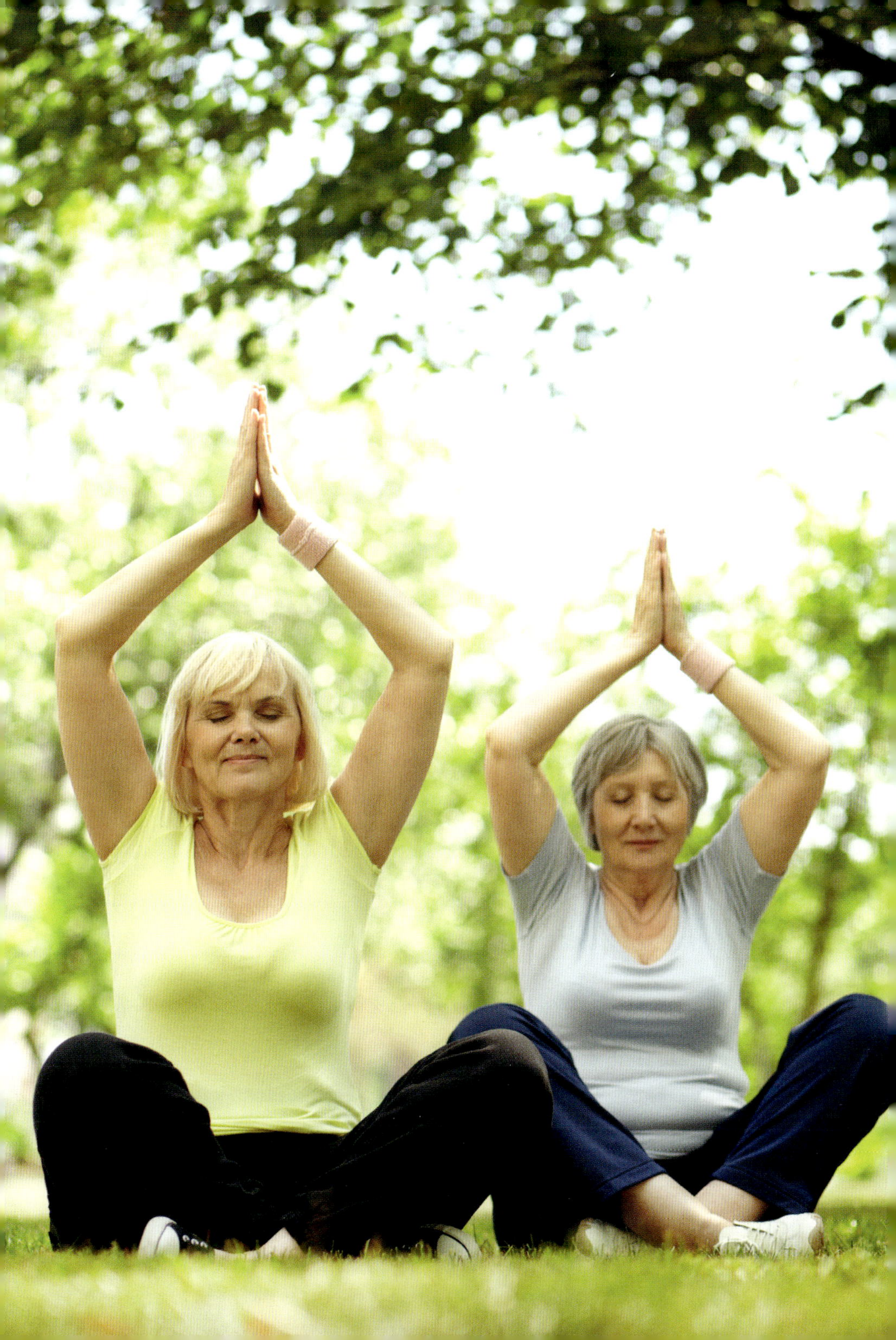

Basiswissen zum Yoga

Um mit der eigenen Yogapraxis zu beginnen, benötigen Interessierte nicht viel an Trainingsausrüstung: Bequeme Kleidung und eine rutschfeste Yoga- oder Gymnastikmatte reichen vollkommen aus. Bei manchen Übungen können diverse Hilfsmittel, wie Yogaklötze, ein Bolster oder Kissen sowie ein Yogagurt oder ein Theraband nützlich sein. Wer will, kann sich für spezielle Yogakurse für Senioren anmelden, die heute längst nicht mehr nur in großen Städten angeboten werden. Dort bieten die Yogalehrenden ausführliche Hintergrundinformationen zu den verschiedenen Übungen und geben aktive Hilfestellungen. Anfänger ohne sportliche Erfahrungen können in einem solchen Kurs zunächst mehr Vertrauen in den eigenen Körper gewinnen, bevor sie das Training zu Hause eigenständig fortsetzen. Ein unkomplizierter Einstieg ist aber auch ohne begleiten-

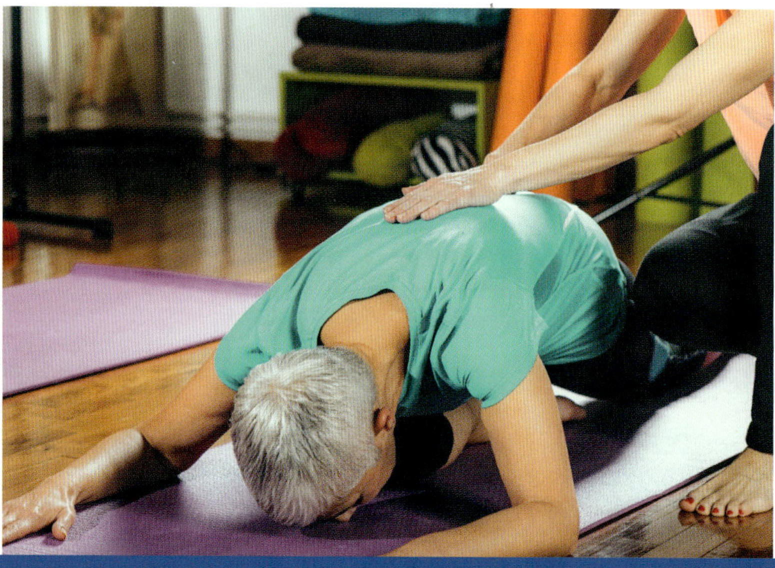

den Kurs möglich. Wichtig ist jedoch, dass Sie sämtliche Yogaübungen stets genau gemäß der vorgegebenen Anleitung durchführen, weil anderenfalls Verletzungen auftreten können. Ebenfalls einen wichtigen Grundstein des Yoga bildet die Atmung: Die diesbezüglichen Übungen werden unter dem Begriff Pranayama zusammengefasst. Vor allem die Bauchatmung spielt eine besondere Rolle, weil sie beim Entspannen hilft. Yogaübungen eignen sich deshalb nicht nur für das körperliche Training, sondern können auch helfen, das Atemvolumen zu vergrößern.

Wieso eignet sich Yoga vor allem für ältere Menschen?

Yoga besteht nicht allein aus körperlichen Übungen, sondern nutzt verschiedene Atemtechniken und Meditation, um Körper und Geist in Einklang zu bringen. Für ältere Menschen sind sanfte Yogaübungen deshalb ideal, weil sie den Körper fordern, gleichzeitig aber nicht überfordern. In verschiedenen Untersuchungen wurde bestätigt, dass eine regelmäßige Yogapraxis bei verschiedenen (alterstypischen) Beschwerden helfen kann: Schlafstörungen, Darmträgheit, Rückenprobleme, hoher Blutdruck oder Arteriosklerose können positiv beeinflusst werden, was zu einem Plus an Lebensqualität beiträgt. Darüber hinaus bringen die Trainingseinheiten seelisch-emotionale Stabilität mit sich. Sie fördern Konzentration und Durchhaltevermögen, wirken energetisierend und helfen, psychischen Ballast loszulassen. Ein weiterer Vorteil: Yogaübungen können so abgestimmt, abgewandelt und ausgewählt werden, dass sie sich für jedes körperliche Fitnesslevel eignen. Nicht nur trainierte oder körperlich gesunde Senioren fühlen sich beim Yoga wohl – auch Menschen mit körperlichen Einschränkungen oder Behinderungen können (unter Anleitung) verschiedene Asanas und Atemübungen praktizieren und sich so fit halten.

Tipps für Yoga im Alter

Die körperlichen Ressourcen lassen im Alter nach. Yoga für Senioren unterscheidet sich deshalb in vielen Aspekten von der Yogapraxis, die von jüngeren Yogis durchgeführt wird. Grundsätzlich gilt, dass Sie die verschiedenen Übungen immer an Ihr individuelles Trainingsniveau anpassen sollten. Halten Sie die Asanas immer nur so lange, wie es sich gut anfühlt. Treten Schmerzen auf, gehen Sie aus der Position heraus und lockern Sie sich für einen kurzen Au-

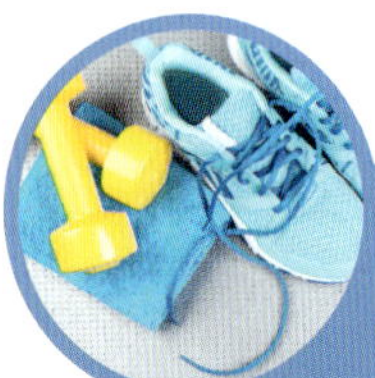

Sukshma Yoga

Beim Sukshma Yoga handelt es sich um eine besonders sanfte Yogapraxis, die am besten täglich durchgeführt werden sollte. Nehmen Sie sich für das Kurzprogramm rund zwanzig Minuten Zeit und genießen Sie die entspannenden und lockernden Übungen, die den gesamten Körper einbeziehen: Hände, Hüften und Schultern werden genauso gefordert wie Kiefer und Nacken sowie Zunge und Augen. Tipp: Praktizieren Sie das Sukshma Yoga gleich morgens, um voller Energie und tiefenentspannt in den Tag zu starten.

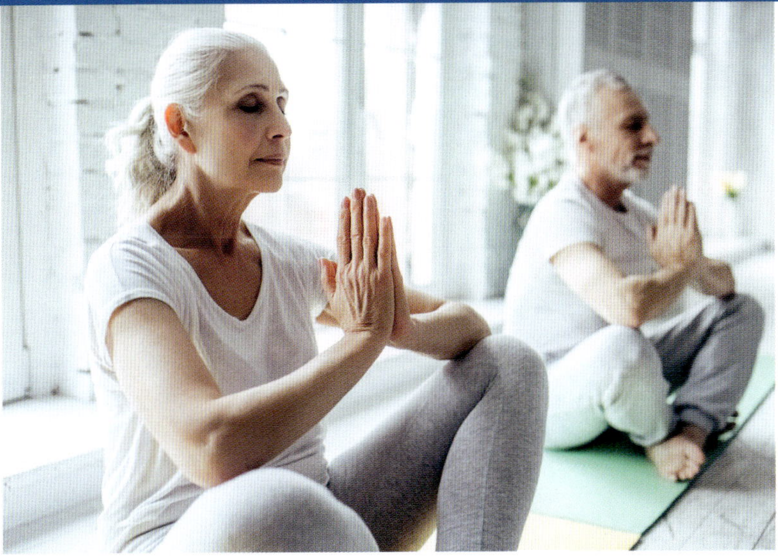

genblick. Entscheiden Sie sich für altersgerechte Übungen: Asanas, bei denen Sie lange über Kopf stehen müssen wie zum Beispiel der Kopf- oder Schulterstand, sind beispielsweise weniger gut als Training für Ältere geeignet. Achten Sie zudem auf langsame, kontrollierte Bewegungsabläufe – sowohl beim Hinein- wie auch beim Hinausgehen aus der jeweiligen Position. Beginnen Sie Ihre Praxis mit ein paar leichten Asanas, um Körper und Geist aufeinander einzustimmen, und schließen Sie jede Trainingseinheit mit einer ausführlichen Endentspannung ab, in der Sie Ihre Gedanken sanft ziehen lassen. Beachten Sie jederzeit Ihre eigenen Grenzen und üben Sie selbstverantwortlich. Beim Yoga geht es nicht um Perfektion, sondern darum, dass Sie mit sich selbst liebevoll und wertschätzend umgehen. Wenn Sie eine Dehnung nicht so weit durchführen können, wie es exemplarisch vorgegeben ist, wird Ihr Training dadurch nicht weniger wertvoll.

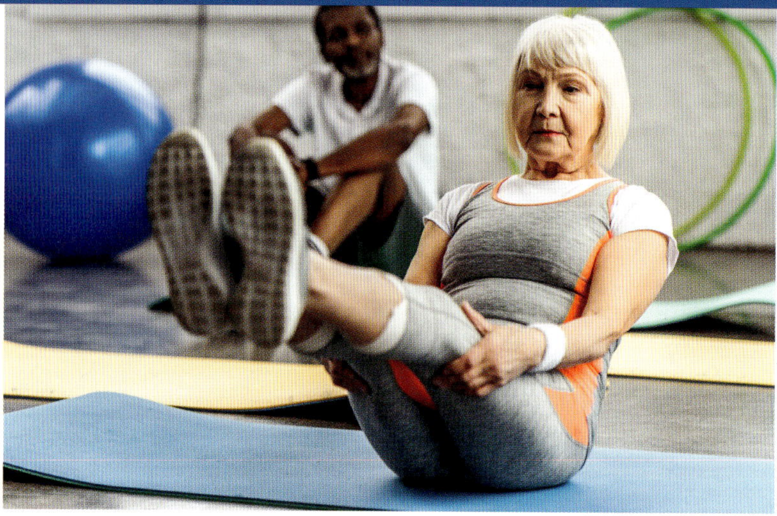

Pilates für Senioren

Hinter Pilates verbirgt sich ein intensives sowie systematisches Ganzkörpertraining, das vom deutschen Körpertrainer Joseph Hubertus Pilates entwickelt wurde. Beim Pilates geht es darum, vor allem die Muskelpartien und -gruppen anzusprechen, die bei anderen Trainingsmethoden häufig vernachlässigt werden. Weil gerade diese Muskelgruppen für eine gesunde Körperhaltung mitverantwortlich sind, kann Pilates aktiv dabei helfen, verschiedenen Beeinträchtigungen wie etwa Rücken- oder Nackenschmerzen vorzubeugen. Gleichzeitig trainieren die Übungen die Fitness, tragen zum Muskelaufbau bei und verbessern Koordination, Körpergefühl und Balance. Gerade untrainierte Senioren können sich dank der unkomplizierten Durchführung der meisten Übungen schnell an das Pilates-Konzept gewöhnen und so die eigene Fitness im individuellen Tempo steigern.

Basiswissen zu Pilates

Ganz ähnlich wie beim Yoga oder beim Muskelaufbautraining können Sie von den positiven Effekten des Pilates profitieren, ohne viel Geld in eine hochpreisige Ausrüstung zu investieren. Für die meisten Übungen genügen bequeme Kleidung und eine Gymnastikmatte. Als Hilfsmittel können weitere Gegenstände wie Stühle, Kissen oder ein Theraband eingesetzt werden. Zwar gibt es auch spezielle Pilates-Geräte, diese sind jedoch für ein grundlegendes Basistraining nicht erforderlich. Anfänger können das Training in speziellen Kursen für Senioren starten oder sich in den eigenen vier Wänden ganz entspannt bei verschiedenen Übungen aus diesem Buch ausprobieren. Wichtig ist, dass Sie hierbei die Kernprinzipien des Pilates berücksichtigen:

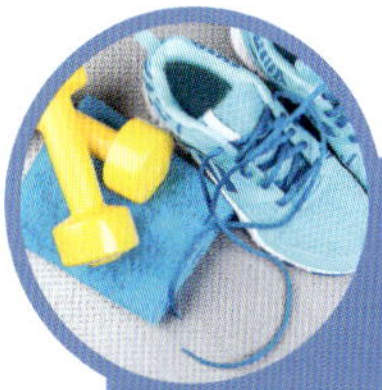

Vorsicht vor unprofessionellen Trainern

Eine Pilates-Ausbildung kann praktisch jeder absolvieren, der sich dazu berufen fühlt – und zwar teilweise sogar in preiswerten Wochenend-Crashkursen mit Dutzenden von Teilnehmern. Die „Trainer", die bei solchen Events ausgebildet werden, haben oftmals nur ein rudimentäres Verständnis von der komplexen Thematik. Insbesondere ältere Menschen mit spezifischen Beschwerden sollten sich deshalb ausschließlich an professionelle und erfahrene Trainer wenden, die individuell auf sie eingehen. Bei spezifischen Krankheitsbildern wie Fehlstellungen in der Wirbelsäule oder Bandscheibenvorfällen muss zudem unter Umständen von einem Training abgeraten werden.

Konzentration, Zentrierung, Kontrolle, Atmung, Präzision und Fluss. Auf diese Weise profitieren Sie von einem ganzheitlichen Training, das sowohl den Körper als auch den Geist stärkt. Keine Sorge: Zu Beginn werden Sie noch häufig auf die genauen Übungsabläufe und Beschreibungen in diesem Buch achten müssen – mit ein bisschen Routine gehen Ihnen die Abläufe dann jedoch ganz leicht von der Hand.

Tipps für Pilates im Alter

Wenn Sie Pilates im Alter erlernen bzw. praktizieren möchten, sollten Sie darauf achten, dass Sie sich an Übungen orientieren, die auf Ihr jeweiliges Fitnesslevel zugeschnitten sind. Entscheiden Sie sich zum Beispiel für Übungen, die liegend oder sitzend durchgeführt werden, und achten Sie darauf, es bei der Anzahl der Wiederholungen nicht zu übertreiben. Konzentrieren Sie sich stattdessen auf korrekt

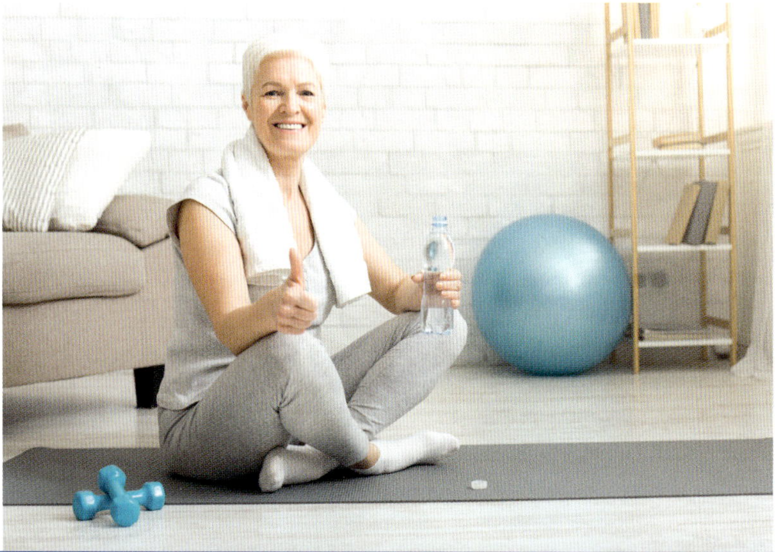

ausgeführte Bewegungsabläufe und vergessen Sie hierbei die Atmung nicht. Wie immer gilt: Treten bei der Durchführung Schmerzen auf, sollten Sie die entsprechende Übung umgehend abbrechen. Zwingen Sie sich nicht in Positionen oder zu Bewegungsabläufen, die sich unangenehm anfühlen, und halten Sie gegebenenfalls Rücksprache mit Ihrem Arzt.

Ausdauertraining für Senioren

Neben Kräftigungsübungen und Koordinations- sowie Balancetrainings sollte die Ausdauer im Alter nicht vernachlässigt werden. Die Rede ist hierbei von verschiedenen Sportarten, die dazu beitragen, dass der eigene Körper kontinuierlich und über einen längeren Zeitraum dazu in der Lage ist, Leistungen abzurufen. Typische Sportarten aus dieser Kategorie sind Radfahren, Rudern, Schwimmen, Skilanglauf, Joggen oder auch Wandern.

Basiswissen zum Ausdauertraining

Mit dem Ausdauertraining kann jeder sofort und ohne große Vorbereitung beginnen. Die passende Ausrüstung wird je nach ausgewählter Sportart besorgt: Wer sich beim Nordic Walking ausprobieren möchte, kauft sich dazu die passenden Schuhe und Stöcke, während man fürs Radfahren natürlich einen sicheren Drahtesel sowie einen schützenden Fahrradhelm benötigt. Anschließend können Sie direkt loslegen und von den vielen positiven Auswirkungen des Ausdauertrainings profitieren: So lassen sich beispielsweise der Körperfettanteil reduzieren, der Blutdruck und das Thromboserisiko senken und die schlechten LDL-Cholesterinwerte verringern. Gleichzeitig verbessert sich die Durchblutung im Gehirn sowie im Herzmuskel, die Sauerstoffaufnahme im Blut steigt, das Atemvolumen nimmt zu und der Serotonin-Spiegel schraubt sich in die Höhe, wodurch eine gute Stimmung hervorgerufen wird.

Tipps fürs Ausdauertraining im Alter

Suchen Sie sich eine Sportart aus, die wirklich zu Ihnen passt. Das steigert nicht nur die Motivation und die Freude am Training, sondern hilft Ihnen dabei, das Workout tatsächlich regelmäßig durchzuhalten. Überfordern Sie sich nicht gleich beim ersten Mal: Gehen Sie lieber vier- oder fünfmal die Woche für ein halbstündiges Training an die frische Luft, anstatt sich bei nur einem Trainingslauf im Wald

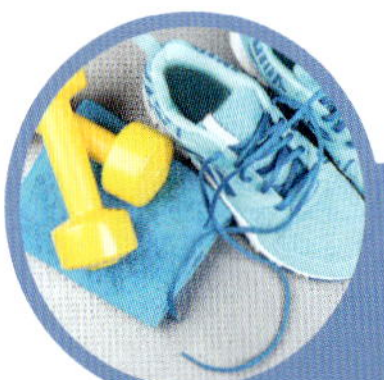

Immer gut vorbereitet

Wenn Sie sich als (Wieder-)Einsteiger für sportliches Ausdauertraining an der frischen Luft interessieren, sollten Sie auch für den Notfall gewappnet sein. Insbesondere wenn Sie Ihre Trainingseinheiten im Wald oder in abgelegenen Parks absolvieren, ist es hilfreich, ein Handy in der Tasche zu haben oder vorab eine Kontaktperson zu informieren. Noch besser: Schnappen Sie sich einen Trainingspartner, denn gemeinsam fit zu werden und zu bleiben macht doppelt so viel Spaß.

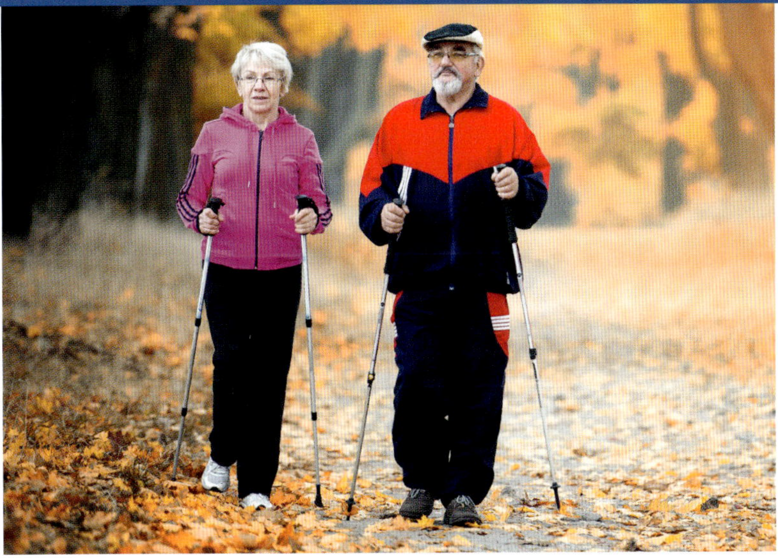

voll auszupowern. Als allgemeine Regel gilt: Beim Ausdauertraining sollten Sie nie so sehr aus der Puste kommen, dass Sie sich nicht mehr normal unterhalten können.
Achten Sie außerdem darauf, sich für intensives Ausdauertraining mit der richtigen Kleidung vorzubereiten. Andernfalls drohen Unterkühlung oder Überhitzung. Wenn Sie sich für Ausdauertraining an Geräten interessieren, kann es hilfreich sein, eine professionelle Einweisung zu fordern. Nur wenn die Cardio-Geräte richtig eingestellt sind und genutzt werden, können Sie vom Workout tatsächlich profitieren. Sollten Sie beim Training zum Beispiel in den Gelenken oder Bändern Schmerzen verspüren, empfiehlt es sich, die ausgewählte Sportart noch einmal zu überdenken und gegebenenfalls auf eine gelenkschonendere Alternative auszuweichen. Für einen optimalen körperlichen Trainingseffekt empfiehlt es sich, Ausdauertraining mit Muskelübungen sowie Yoga und Pilates zu kombinieren.

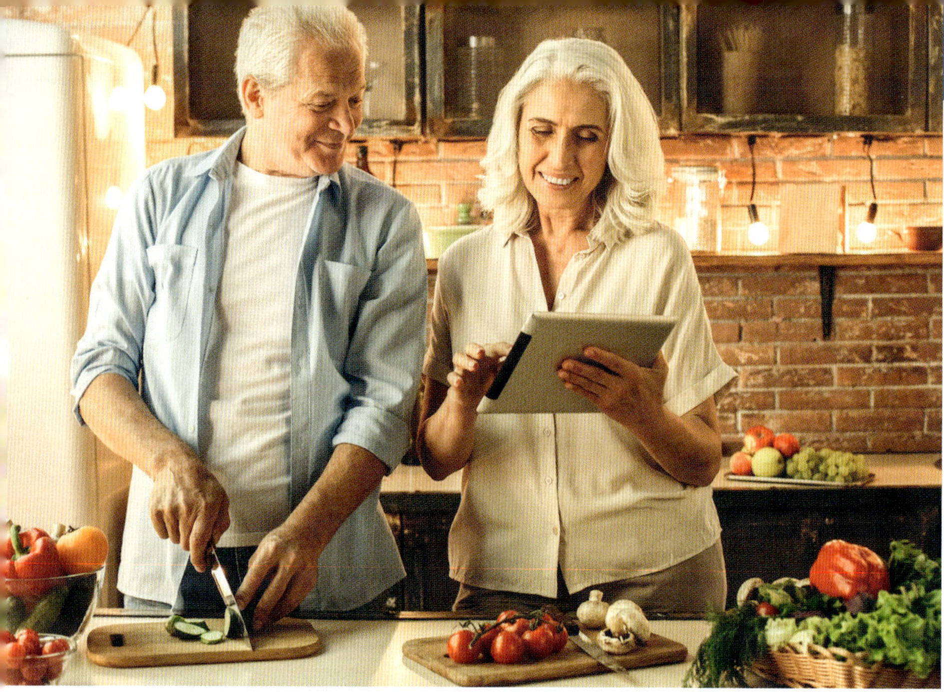

Ernährung im Alter

Um im Alter gesund und fit zu bleiben, spielt die Ernährung eine ganz entscheidende Rolle. Viele Senioren neigen ab einem bestimmten Lebensalter zu einer Art Genusssucht und verzehren viele süße oder fetthaltige Speisen. Doch auch das Gegenteil ist möglich: So kommt es ebenso häufig vor, dass der Appetit mit zunehmendem Alter nachlässt und die Nahrungsaufnahme derart reduziert wird, dass körperliche Beeinträchtigungen auftreten.

Um jedoch physisch wie psychisch leistungsfähig zu bleiben, ist es wichtig, dass auch Menschen im dritten Lebensabschnitt auf eine ausgewogene, gesunde Ernährung achten. Anderenfalls kann selbst das beste Training nicht dabei helfen, körperlich und geistig fit zu bleiben.

Wie verändert sich die Ernährung im Alter?

Viele physiologische Veränderungen sorgen dafür, dass sich der Ernährungsbedarf älterer Menschen wandelt: So steigt zum Beispiel mit zunehmendem Alter der Fettanteil im Körper, während der Wasseranteil sowie die Knochen- und Muskelmasse schwinden. Wird zusätzlich noch die Bewegung stark eingeschränkt, sinken Kalorienverbrauch und Energiebedarf. Dies kann wiederum bewirken, dass der Körperfettanteil sich noch mehr in die Höhe schraubt. Denn wer seine Ernährungsgewohnheiten nicht an seinen Energiebedarf anpasst, nimmt schnell zu.

Darüber hinaus können Faktoren dazu beitragen, dass älteren Menschen der Appetit bzw. die Lust am Essen vergeht: Hierzu gehören beispielsweise Einschränkungen bei den Sinneswahrnehmungen, die schuld daran sind, dass plötzlich selbst das Lieblingsessen nach nichts mehr schmeckt. Auch das Einsetzen einer Zahnprothese kann Senioren die Freude an ausgiebigen Mahlzeiten vergällen: Sowohl das Mundgefühl der Speisen als auch die Speichelproduktion verändern sich und lösen nicht selten Übelkeit aus. Eine weitere Möglichkeit: Durch die Einnahme von Medikamenten oder Veränderungen im Magen-Darm-Trakt werden Appetitveränderungen hervorgerufen. Auch wer im Alter regelmäßig allein essen muss, verspürt oftmals keine Motivation, aufwendige und gesunde Mahlzeiten zuzubereiten, sondern greift stattdessen nur zu kleinen Snacks, um zumindest den Hunger kurzzeitig zu stillen.

Mangel- oder Fehlernährung im Alter

Aufgrund der körperlichen Veränderungen sinkt der Energiebedarf mit zunehmendem Alter. Der Nährstoffbedarf hingegen verändert sich nicht. Genau hier liegt bei vielen älteren Menschen der sprichwörtliche Hase im Pfeffer: Weil sie ihre Ernährung aufgrund mangelnden Appetits oder anderer Ursachen stark einschränken, reduzieren Senioren häufig auch die Zufuhr an lebenswichtigen Vitaminen, Mineralstoffen und Spurenelementen. Das kann zu einer gravierenden Mangel- oder Fehlernährung führen. Eine Fehlernährung beschreibt eine Ernährungsweise, die dem Körper nicht das liefert, was er braucht, um leistungsfähig zu bleiben. Eine Fehlernährung im Alter kann sich genauso durch einen Vitaminmangel äußern wie durch zu starkes Übergewicht (Überernährung). Das Pendant hierzu bildet die Mangelernährung: Hierbei wird dem Körper weniger

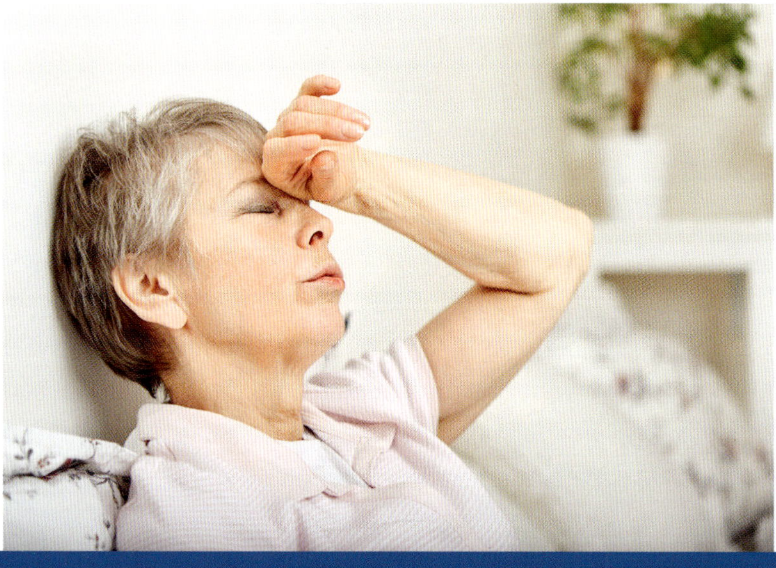

Energie über die Nahrung zugeführt, als er benötigt. Ganz allgemein kann eine Fehlernährung über einen relativ langen Zeitraum bestehen, ohne dass Betroffene irgendwelche Symptome verspüren. In anderen Fällen kann die ungünstige Ernährungsweise schnell verschiedene Beschwerden auslösen oder sogar ernsthaft krank machen. Müdigkeit und Abgeschlagenheit, Gelenkschmerzen und Muskelkrämpfe sowie Hautveränderungen können erste Anzeichen für eine Mangel- oder Fehlernährung sein.

Gesunder Speiseplan für Senioren

Genauso wie jüngere Menschen benötigen auch Senioren Kohlenhydrate, Proteine und Fette als Energielieferanten. Durch einen veränderten Energiebedarf kommt es jedoch zu Verschiebungen: Die Kalorienmenge sollte entsprechend im Laufe des Lebens immer wieder an den jeweiligen Bedarf angepasst werden. Dabei spielt nicht nur das Alter eine Rolle, sondern auch Geschlecht, Gewicht, Gesundheitszustand und Lebensstil: Wer sich bis ins Alter viel bewegt und regelmäßig trainiert, hat einen höheren Kalorienbedarf als jemand, der Bewegung eher meidet und sportlich nicht aktiv ist. Neben den Grundbausteinen, aus denen sich eine gesunde, altersgerechte Ernährung zusammensetzen sollte, dürfen die sogenannten kritischen Nährstoffe nicht vernachlässigt werden. Hierbei handelt es sich um Mineralstoffe und Spurenelemente, die der menschliche Organismus unbedingt benötigt, die im Alter jedoch meist in geringeren als den empfohlenen Mengen zugeführt werden.

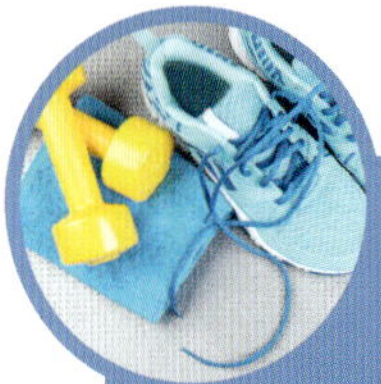

Ernährungspyramide für ältere Menschen

Die Basis für eine gesunde, altersgerechte Ernährung bilden acht oder mehr Gläser Wasser pro Tag. Zusätzlich sollten sechs Portionen (meist eine Handvoll) Brot, Nudeln, Reis oder Cerealien verzehrt werden. Mindestens drei Portionen Gemüse und zwei Portionen Obst sichern eine gesunde Vitaminversorgung, während drei Portionen Milch und zwei Portionen Fleisch, Fisch oder Hülsenfrüchte wertvolle Mineralstoffe und Eiweiße liefern. Fette und Süßigkeiten sollten eher die Ausnahme sein. Bei Bedarf kann eine Supplementierung mithilfe von Nährstoffpräparaten empfehlenswert sein.

Besonders betroffen sind hiervon etwa die Vitamine C, D, E und B12 sowie Kalzium, Magnesium, Eisen und Folat. Insbesondere Gemüsesorten und Salate, aber auch ballaststoffreiche Vollkornprodukte sowie Fisch sollten vermehrt in den Speiseplan von Senioren integriert werden, um eine ausreichende Nährstoffversorgung sicherstellen zu können. Das sorgt übrigens nicht nur für einen ausgeglichenen Nachschub an allen wichtigen Nährstoffen, sondern trägt zur Darmgesundheit bei.

Ausreichend viel Flüssigkeit – warum ist Trinken im Alter so wichtig?

Der menschliche Körper besteht zu einem großen Teil aus Wasser. Es ist in allen Körperzellen sowie im Gewebe enthalten, wird für einen ausgeglichenen Flüssigkeitshaushalt benötigt und ist eines der wichtigsten Transportmittel im menschlichen Organismus. Ohne eine ausreichende Flüssigkeitszufuhr können lebensnotwendige Stoffwechselprozesse demnach nicht mehr oder nur noch eingeschränkt ablaufen. Zudem reduzieren sich die geistige und körperliche Leistungsfähigkeit, Kopfschmerzen treten auf und man fühlt sich matt, müde und schläfrig. Normalerweise signalisiert der Körper über Durstgefühle, dass er neue Flüssigkeit in Form von Wasser benötigt. Im Alter lassen jedoch genau diese Durstgefühle nach. Mediziner sprechen in diesem Zusammenhang auch von einer sogenannten Hypodipsie. Ein gesunder Mensch sollte pro Tag 1,5 bis 2 Liter Wasser oder vergleichbare Flüssigkeiten trinken. Gut die Hälfte der Menschen im Seniorenalter schafft es nicht einmal, einen Liter Wasser täglich zu sich zu nehmen. Dies kann zunächst eine Dehydratation auslösen und schließlich in einer Exsikkose münden. Dabei verringert sich der Wasseranteil im Körper derart drastisch, dass gravierende Symptome auf-

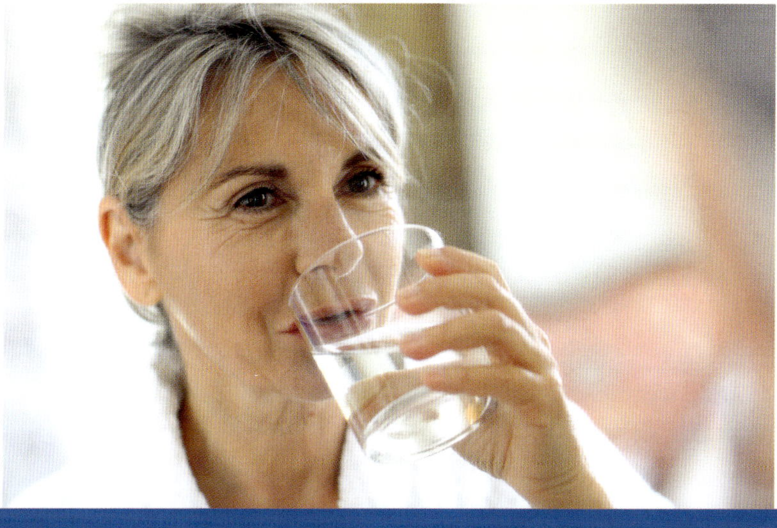

treten, die bis zur Bewusstlosigkeit führen können. Um dieser Gefahr vorzubeugen, sollten vor allem ältere Menschen auf eine regelmäßige Flüssigkeitszufuhr achten. Insbesondere Getränke, die einen hohen Gehalt an Vitaminen und Nährstoffen haben, sind zu empfehlen. Neben Mineralwassersorten, die viel Kalzium und Magnesium enthalten, sind daher auch Saftschorlen hervorragende Getränke für Senioren. Wer Sport treibt und sich beweglich hält, muss bedenken, dass der individuelle Flüssigkeitsbedarf in diesem Fall noch höher ist. Darüber hinaus können bestimmte Medikamente, die Umgebungstemperatur und weitere Faktoren den Wasserbedarf weiter steigern.

Superfoods für körperliche und geistige Gesundheit

Die sogenannten Superfoods sind seit einigen Jahren das Dauerthema schlechthin, wenn es um eine gesunde und ausgewogene Ernährung geht. Doch was sind Superfoods eigentlich? Wie der Name bereits anklingen lässt, handelt es sich hierbei um Nahrungsmittel, die über eine besonders wertvolle Nährstoffzusammensetzung verfügen und dadurch die körperliche und geistige Gesundheit bis ins hohe Alter fördern sollen. Nicht immer konnten die zugeschriebenen Effekte in medizinisch-wissenschaftlichen Untersuchungen bestätigt werden. Besondere Vorsicht ist bei exotischen Produkten geboten, da diese teilweise Allergien auslösen und schadstoffbelastet sein können. Ähnlich problematisch sind konzentrierte Nahrungsergänzungsmittel in Kapsel- oder Tablettenform. Schließlich können die Inhaltsstoffe in Wech-

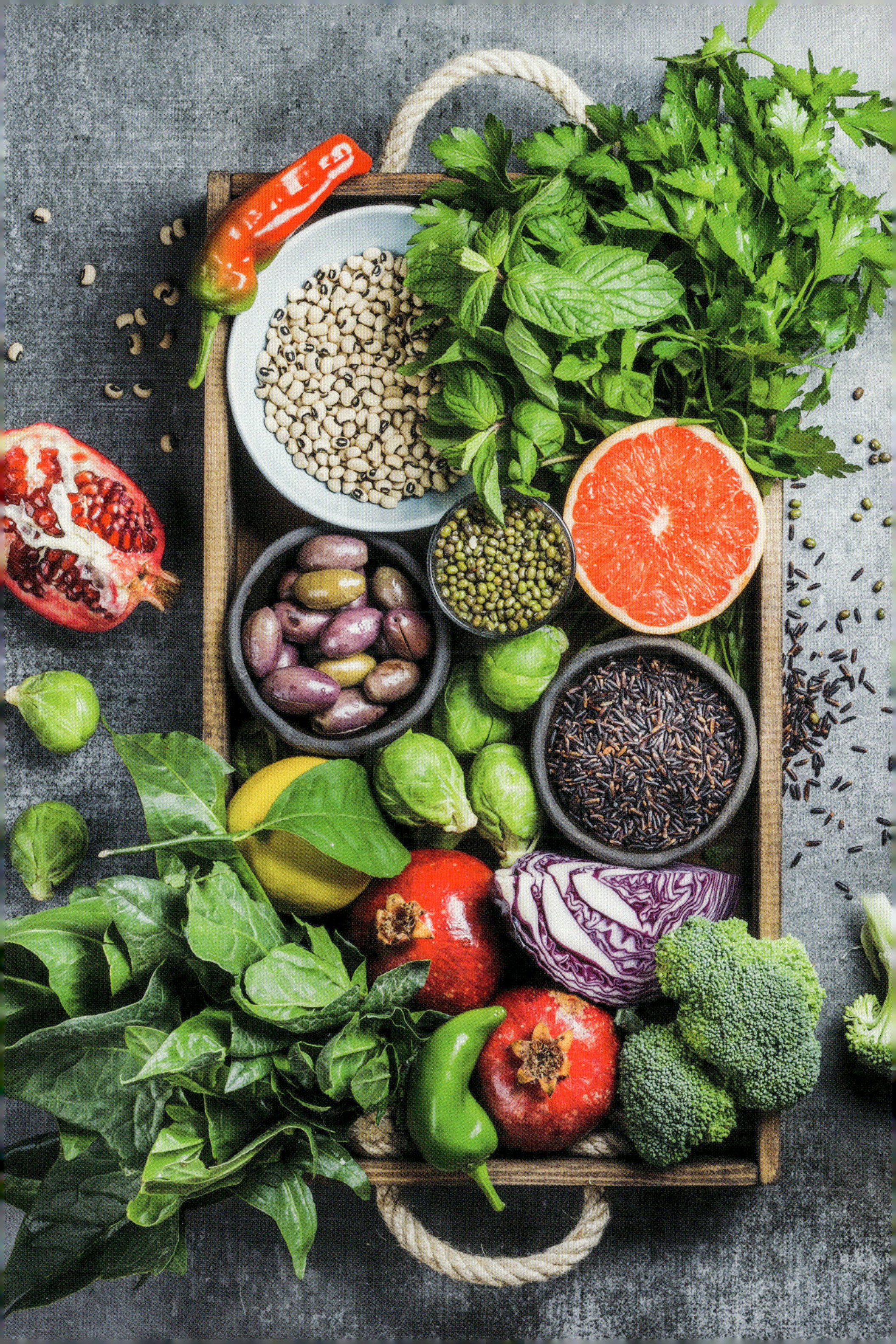

selwirkung mit anderen Medikamenten treten. In diesem Fall sind nicht nur Nebenwirkungen möglich, sondern auch die Wirksamkeit der Arzneimittel kann herabgesetzt werden. Es gibt jedoch auch Lebensmittel, die als Superfoods bedenkenlos in den täglichen Speiseplan integriert werden können. Vor allem heimische Vitaminbomben wie Heidelbeeren oder kostengünstige Superfoods aus Übersee, zu denen Ingwer und Kakao gehören, sind beliebte Beispiele.

Spezielle Diäten bei altersspezifischen Krankheiten

Es gibt eine Reihe altersspezifischer Erkrankungen, die nach einer besonderen Ernährungsform verlangen. Auch Nahrungsmittelunverträglichkeiten wie zum Beispiel eine Laktoseintoleranz, die sich häufig mit zunehmendem Alter bemerkbar machen, können Spezialdiäten erforderlich

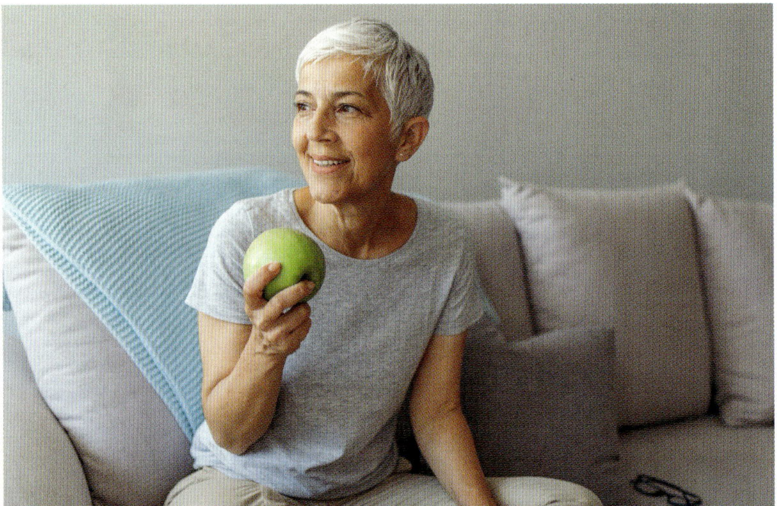

werden lassen. Wichtig ist, dass der neue Speiseplan in Absprache mit einem Arzt oder einem Ernährungsexperten zusammengestellt wird. Hin und wieder kann es sich lohnen, einen Kochkurs oder Ähnliches zu besuchen, um die neuen diätischen Vorgaben besser kennenzulernen. Das ist auch ein hervorragender Tipp für alle, die sich im Alter nach neuen Kontakten und etwas mehr Abwechslung sehnen. Gesund zu kochen ist nicht nur gut für den Körper, sondern kann überaus gesellig sein.

Ernährungstipps bei Herz-Kreislauf-Erkrankungen

Herz-Kreislauf-Erkrankungen wie Bluthochdruck oder die koronare Herzkrankheit treten mit zunehmendem Alter vermehrt auf und können einen Herzinfarkt auslösen oder andere gravierende Folgen nach sich ziehen. Eine spezielle Ernährung kann das Risiko für die Entstehung solcher Krankheiten minimieren oder dabei helfen, die Auswirkungen bereits bestehender Auffälligkeiten zu reduzieren. In diesem Zusammenhang wird häufig auch von einer herzgesunden Ernährung gesprochen, die bei der Reduktion verschiedener Risikofaktoren unterstützt. Sie kann helfen, den Cholesterinspiegel zu senken und überflüssige Kilos zu verlieren. Empfehlenswert ist in diesem Zusammenhang der Verzicht auf gesättigte Fette, da diese den schädlichen LDL-Cholesterinwert erhöhen. Auf Fette ganz zu verzichten ist unnötig, allerdings sollten vorzugsweise einfach ungesättigte Fette, wie sie beispielsweise im Olivenöl stecken, auf dem Speiseplan stehen. Darüber hinaus lohnt es sich, tierische Fette durch pflanzliche Fette zu ersetzen. Das bedeutet weniger Fleisch und fetten Käse, stattdessen mehr Hülsenfrüchte, Gemüse und Nüsse. Auch mit Süßigkeiten, Chips und Co. sollten ältere Menschen sich zurückhalten, wenn sie ihrer Herzgesundheit etwas Gutes tun möchten. Darüber hinaus sollte Salz möglichst sparsam eingesetzt werden. Ausschließlich salzlos zu kochen ist nicht nötig, allerdings gilt es, insbesondere auf versteckte Salze, wie sie zum Beispiel in Fertigprodukten zu finden sind, zu achten.

Ernährungstipps bei Diabetes

Wenn es um Diabetes im Alter geht, wird häufig vom sogenannten Altersdiabetes gesprochen. Es handelt sich hierbei um den Typ-2-Diabetes, der vor allem ältere Menschen ab

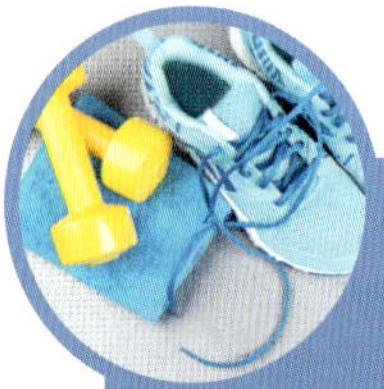

Laktoseunverträglichkeit im Alter

Viele ältere Menschen entwickeln eine Laktoseintoleranz. Das bedeutet, dass sie den in Milchprodukten enthaltenen Milchzucker nicht mehr oder nur noch eingeschränkt vertragen. Dadurch kommt es nach dem Verzehr von Joghurt, Milch und Co. oft zu Blähungen, Durchfall, Kopfschmerzen oder Übelkeit. Für Abhilfe sorgen laktosefreie Produkte, bei denen der Milchzucker bereits aufgespalten wurde. Und da die Auswahl an milchfreien Lebensmitteln inzwischen überaus groß ist, muss man bei einer Laktoseintoleranz kaum Einschränkungen hinnehmen. Doch Vorsicht: Auf Milchprodukte komplett zu verzichten, kann angesichts der oftmals ohnehin kritischen Kalziumzufuhr im Alter problematisch werden.

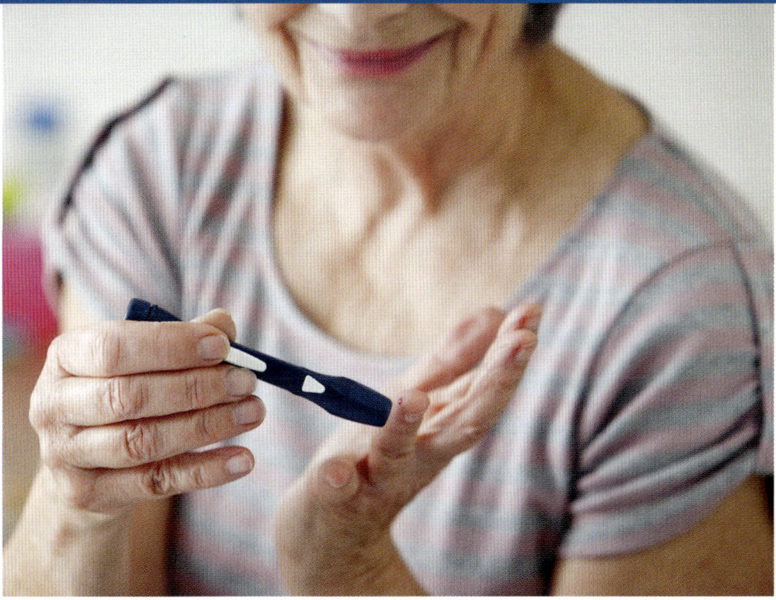

60 Jahren trifft. Bei dieser Krankheit ist der Zuckerstoffwechsel gestört, was dazu führt, dass im Blut ein dauerhaft hoher Zuckerspiegel besteht. Auslöser für diese Stoffwechselerkrankung ist meist ein ungesunder Lebensstil: Übergewicht, zu wenig Bewegung oder eine ungesunde Ernährung können als Ursachen identifiziert werden. Mit einer speziell abgestimmten Diät lassen sich die Symptome jedoch lindern und der Ausprägungsgrad der Krankheit verringern. Der Verzicht auf Süßigkeiten oder stark zuckerhaltige Lebensmittel bildet hierbei den Dreh- und Angelpunkt. Darüber hinaus sind tierische Fette sowie einfache Kohlenhydrate, wie sie beispielsweise in Weißmehl oder hellem Reis vorkommen, zu meiden. Besser ist eine ballaststoffreiche Kost mit vielen pflanzlichen Fetten: Vollkornreis und -nudeln sowie Vollkornbrot und Hülsenfrüchte machen zudem länger satt und regen die Verdauung an.

Ernährungstipps bei Demenz und Alzheimer

Wer mit zunehmendem Alter immer vergesslicher wird, leidet vermutlich an einer Demenzerkrankung wie etwa dem Alzheimer-Syndrom oder der sogenannten vaskulären Demenz. Wie bei vielen anderen altersspezifischen Krankheiten lässt sich auch das Risiko einer Demenzerkrankung senken, bevor die Erkrankung überhaupt entsteht – die Ernährung spielt dabei eine ganz besondere Rolle: So haben Studien ergeben, dass eine Ernährungsweise, wie sie beispielsweise in den Mittelmeerländern Europas praktiziert wird, das Risiko für eine vaskuläre Demenz nachweislich reduziert. Die mediterrane Ernährung, die sich aus den Hauptbestandteilen Gemüse, Obst, Olivenöl und Fisch zusammensetzt und bei der Fleisch und (fette) Milchprodukte eher in Maßen genossen werden, gilt zudem als förderlich für eine Senkung des Herzinfarkt-Risikos. Übrigens: Wenn

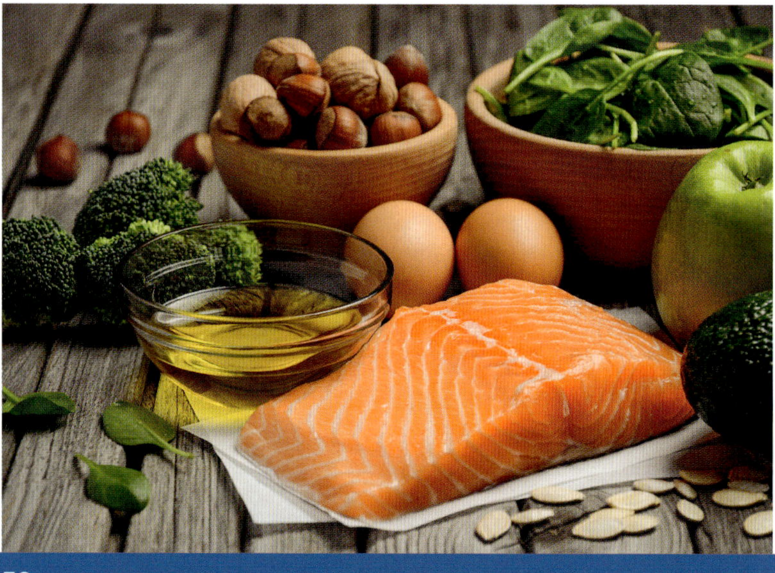

Demenz und Alzheimer-Syndrom bereits aufgetreten sind, ist eine ausgewogene und gesunde Ernährung umso wichtiger. Leider fällt das vielen Betroffenen schwer: Sie vergessen schlichtweg, regelmäßig zu essen und zu trinken. Ein Ernährungstagebuch kann helfen, trotzdem für eine ausreichende Energie- und Nährstoffversorgung zu sorgen.

Ernährungstipps bei Arthrose

Der Alterungsprozess des Körpers äußert sich nicht nur an Haut, Haaren und Organen, sondern macht sich auch bei den Gelenken bemerkbar. Dies zeigt sich anhand von Abnutzungserscheinungen, allgemein auch als Gelenkverschleiß bekannt. Wenn es in der Schulter, in den Knien oder in der Hüfte zwickt, muss das also nicht gleich auf eine degenerative Gelenkerkrankung hindeuten, sondern kann schlichtweg altersbedingt sein. Wird der Schmerz jedoch chronisch, diagnostiziert der Arzt vielleicht eine Arthrose, von der deutschlandweit mehrere Millionen Menschen betroffen sind. Neben gezieltem Training kann auch die richtige Ernährung dabei helfen, die schmerzhaften Symptome zu verhindern bzw. dafür sorgen, dass eine Arthrose gar nicht erst entsteht. Wichtig: Bei Arthrose gilt es zunächst Übergewicht zu reduzieren, um die Gelenke durch die zusätzlichen Pfunde nicht noch mehr zu belasten. Darüber hinaus hilft die Fettreduktion dabei, das Entzündungspotenzial in den Gelenken zu senken. Deshalb sollten bei Älteren mit Gelenkproblemen vor allem pflanzliche Kost und ein niedrigerer Kaloriengehalt den Speiseplan kennzeichnen.

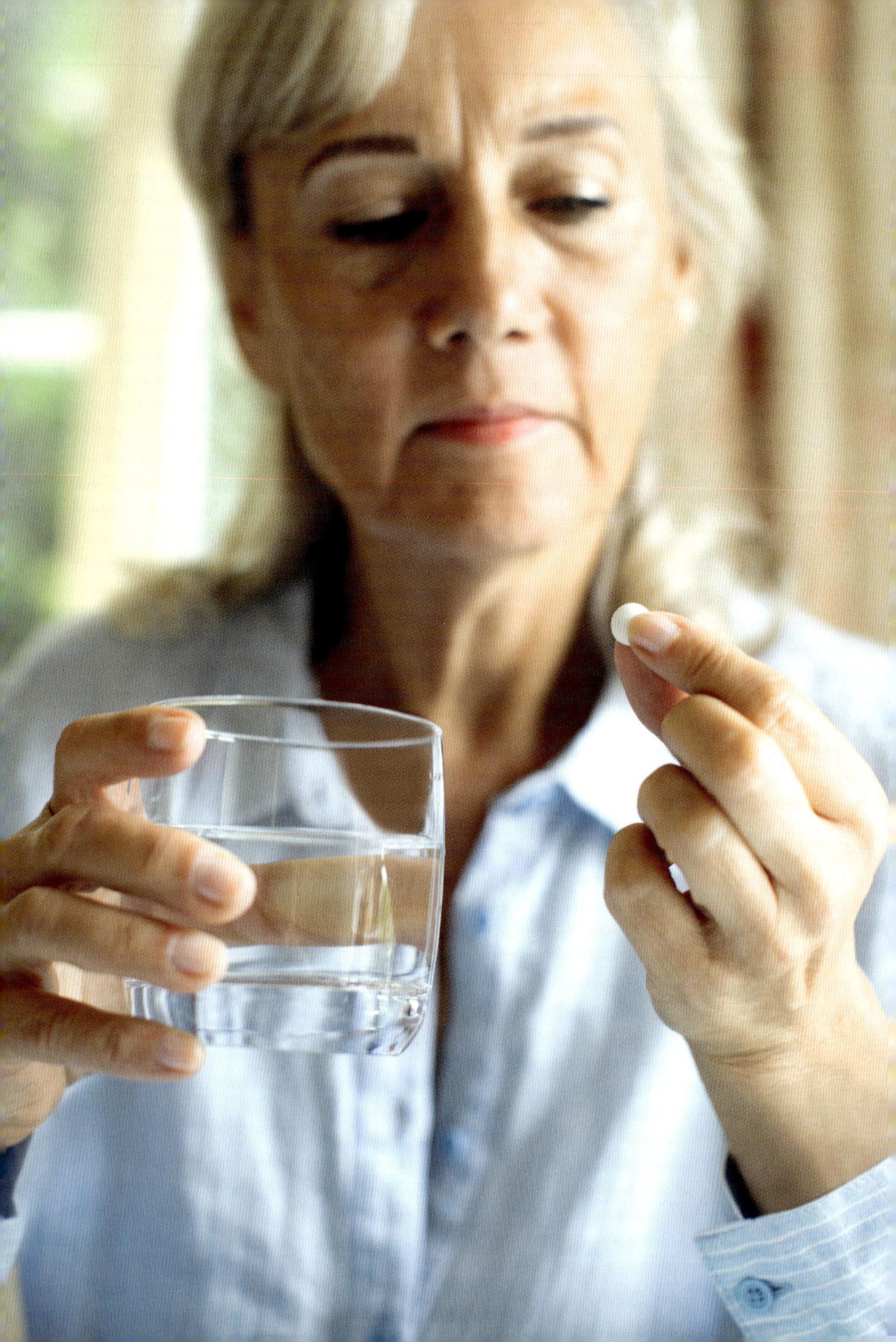

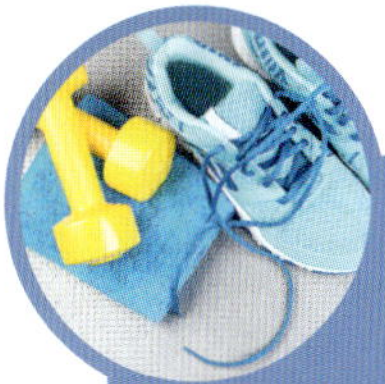

Nahrungsergänzungsmittel im Alter

Immer mehr Menschen greifen heute schon in jungen Jahren zu Nahrungsergänzungsmitteln, obwohl bei ihnen kein Mangel an bestimmten Nährstoffen diagnostiziert wurde. Auch im Alter ist es grundsätzlich möglich, eine ausreichende Versorgung über die Nahrung aufzunehmen. Ausnahmen hiervon bilden lediglich mitunter Vitamin D, Jod und Folsäure. Bevor eine Supplementierung stattfindet, sollte ein Arzt konsultiert werden, da Studien belegt haben, dass die zusätzliche (übermäßige) Versorgung mit bestimmten Nährstoffen unter Umständen sogar gesundheitsbedenklich sein kann.

Ernährungstipps bei Osteoporose

Osteoporose bzw. Knochenschwund ist eine Krankheit, die sowohl mit körperlichen Einschränkungen als auch Schmerzen einhergeht. Eine Ernährungsumstellung kann im Vorfeld helfen, den Abbau der Knochendichte zu verzögern bzw. aufzuhalten. Ist die Krankheit bereits aufgetreten, trägt die richtige Ernährung dazu bei, die Symptome zu lindern. Besonders essenziell: Kalzium. Menschen mit Osteoporose sollten darauf achten, täglich bis zu 2000 Milligramm Kalzium über die Nahrung aufzunehmen. Das gelingt mit Milchprodukten, Brokkoli und anderen grünen Gemüsesorten genauso wie mit kalziumreichem Mineralwasser. Zudem sollte eine ausreichende Zufuhr an den Vitaminen D und K eingehalten werden. Eine besonders salzstarke Küche gilt hingegen als überaus ungünstig für

Osteoporosepatienten, genauso wie ein hoher Koffeinkonsum mit mehr als vier Tassen Kaffee pro Tag. Auch Lebensmittel wie Rote Bete und Spinat, welche die Kalziumaufnahme negativ beeinflussen können, sollten nur in Maßen verzehrt werden.

Fasten im Alter

Das Fasten kann nicht nur ein religiös motivierter Verzicht auf bestimmte Speisen oder Getränke sein, sondern wird immer häufiger in Form des sogenannten Heilfastens durchgeführt. Beim Heilfasten geht es vorrangig darum, das eigene körperliche Wohlbefinden zu steigern und den Gesundheitszustand zu verbessern. Verschiedene Studien untermauern die positiven Effekte, die das Heilfasten zum Beispiel auf den Bluthochdruck oder die Zuckerwerte haben kann. Allerdings erfordert eine ungefährliche Durchführung eine gewisse Vorbereitungszeit und sollte stets in Absprache mit einem Arzt erfolgen. Insbesondere Menschen im höheren Alter wird das Fasten nur unter bestimmten Voraussetzungen empfohlen. Ab einer gewissen Altersgrenze raten Experten jedoch dringend davon ab, sich der Enthaltungskur zu unterziehen. Eine lohnenswerte Alternative könnte dann gegebenenfalls das sogenannte Intervallfasten sein: Hierbei erfolgt der Nahrungsverzicht immer nur phasenweise – und zwar in kurzen Abschnitten. Das Intervallfasten kann beispielsweise bedeuten, dass das Abendessen ausgelassen oder lediglich an einem Tag in der Woche keine feste Nahrung verzehrt wird. Diese Fasten-Variante wird vorrangig als Methode zur Gewichtsreduktion eingesetzt, führt meist aber nur zum Erfolg, wenn sie dauerhaft angewendet wird. Auch wenn das Intervallfasten für den Körper nicht so belastend ist wie herkömmliches Fasten, sollten Senioren trotzdem vorab einen Arzt konsultieren und sich gesundheitlich durchchecken lassen, bevor sie etwaige Pläne in die Tat umsetzen.

Tipps, um verbesserte Ernährungsgewohnheiten durchzuhalten

Sie möchten im Alter Ihre Ernährung umstellen, um Ihrem Körper etwas Gutes zu tun und länger fit zu bleiben? Oder müssen Sie Ihr Gewicht reduzieren, um das Risiko bzw. die Symptome diverser Krankheiten zu verringern? Eine Ernährungsumstellung fällt nicht leicht – insbesondere wenn

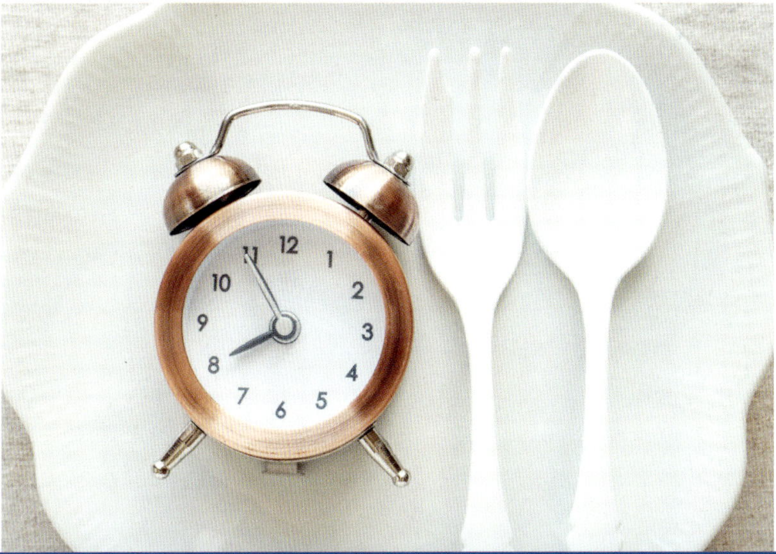

altersspezifische Umstände das Vorhaben zusätzlich erschweren. So können beispielsweise Zahnprothesen oder ein Gebiss den Verzehr von knackigem Gemüse und Obst behindern. Ein kleiner Tipp: Äpfel, Möhren und Co. einfach kurz in der Küchenmaschine häckseln oder zu einem köstlichen Smoothie verarbeiten. Wenn es gar nicht anders geht – etwa weil rohes Gemüse Darmprobleme verursacht –, können Sie die Vitaminbomben kurz dünsten oder blanchieren. So bleiben die wichtigen Nährstoffe enthalten, aber Kohlrabi und Co. werden deutlich weicher und gaumenfreundlicher.

Wer Probleme damit hat, angemessen große Portionen zu den typischen Uhrzeiten (morgens, mittags und abends) zu verzehren, kann auf einen 5-Portionen-Plan umstellen: Bei dieser Variante fallen Frühstück, Mittag- und Abendessen etwas kleiner aus, dafür gibt es vor- und nachmittags noch eine Kleinigkeit für zwischendurch. Wichtig dabei: Der Snack sollte in diesem Fall gesund ausfallen und sich beispielsweise als kleiner Salat oder eine Scheibe Vollkornbrot präsentieren. Die Finger sollte man dagegen von besonders salzigen Snacks oder Fertigprodukten lassen.

Sie schaffen es einfach nicht, ausreichend viel zu trinken? Empfehlenswert sind im Normalfall rund 1,5 Liter – sorgen Sie mit ein paar Tricks für Abhilfe gegen das Flüssigkeitsproblem: Beginnen Sie am besten jeden Morgen mit einer kleinen Menge Wasser und stellen Sie sicher, dass sich tagsüber jederzeit Wasser in Ihrer Nähe befindet. Manchmal kann es helfen, ein gefülltes Wasserglas so abzustellen, dass Sie es beispielsweise beim Fernsehen oder Lesen im Blickfeld haben. Nehmen Sie sich außerdem vor, innerhalb einer

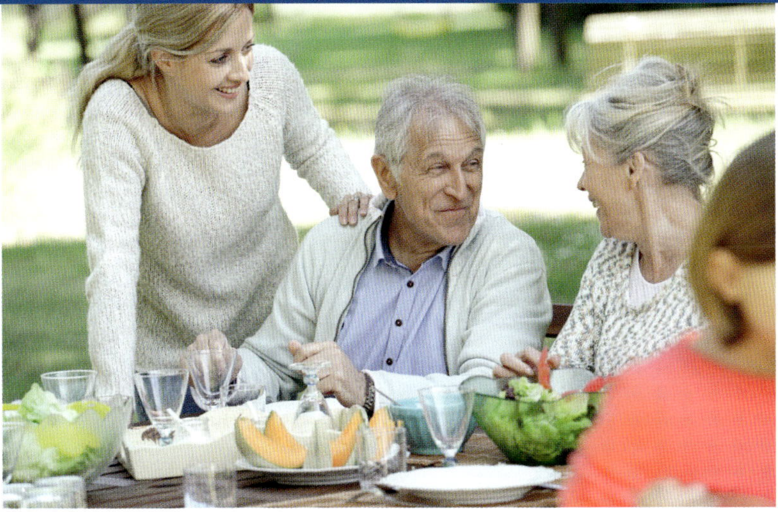

bestimmten Zeitspanne eine ganz konkrete Menge Wasser zu trinken. Zum Beispiel: 300 Milliliter während des Sonntagabendkrimis. Steigern Sie die Trinkmenge langsam und tasten Sie sich zunächst mit mehreren 100-Milliliter-Portionen heran. Besonders wichtig: beim Training immer ausreichend viel Flüssigkeit zu sich nehmen. Versuchen Sie es beim Workout im Freien mit einer kleinen 500-Milliliter-Flasche oder einer noch geringeren Größe. Durchs Schwitzen während des Sports erhöht sich der Flüssigkeitsbedarf des Körpers schließlich noch einmal enorm.

Der letzte und angenehmste Tipp für eine gesunde Ernährung im Alter: Nehmen Sie Ihre Mahlzeiten gemeinsam mit anderen ein. Allein zu essen macht nur wenig Spaß und kann sogar den Appetit verderben. Essen Sie regelmäßig mit der Familie oder besuchen Sie eine Kochschule – Hauptsache, Sie verlieren nicht die Freude am Essen, sondern erleben dieses genauso wie körperliche Betätigung als Genuss für alle Sinne.

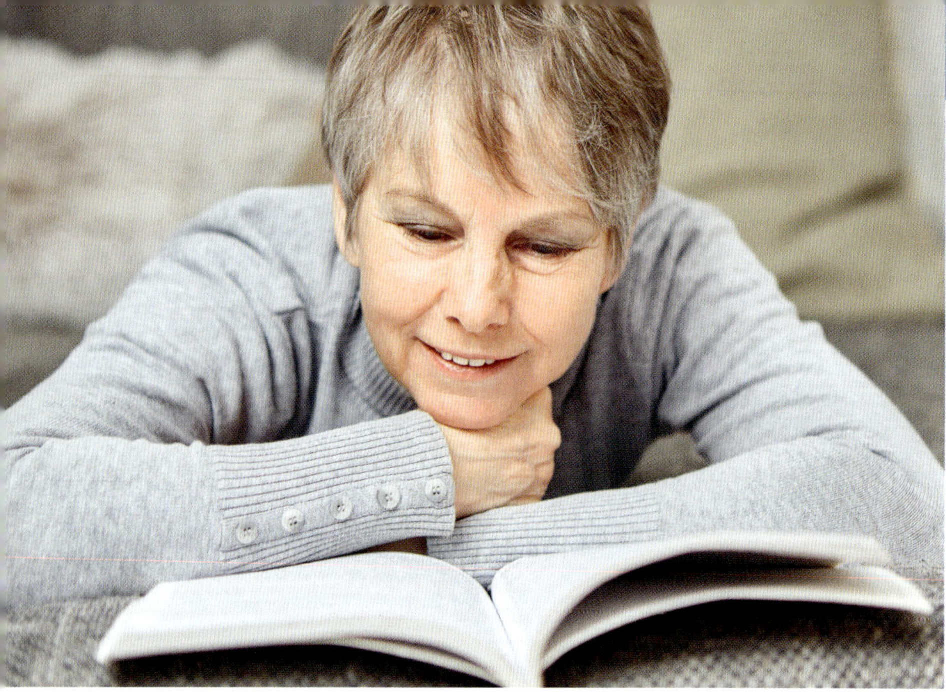

Geistig fit bis ins hohe Alter

Wer sich mit 50Plus rundum wohlfühlen will, der sollte sich auf die körperliche genauso wie auf die geistige Fitness konzentrieren. Zwar lassen die grauen Zellen mit zunehmendem Alter bei den meisten Menschen ein wenig nach, jedoch kann gezieltes Training die kognitiven Fähigkeiten unterstützen. Keine Sorge: Sie müssen von jetzt an nicht jeden Tag knifflige Matheaufgaben lösen, um sich geistig fit zu halten. Kognitiv in Bestform zu sein bedeutet allerdings auch, mal über den Tellerrand hinauszusehen und sich die mentale Flexibilität zu erhalten. Mit welchen Mitteln das funktionieren kann, erklären wir nachfolgend.

Viele medizinische Untersuchungen beschäftigen sich intensiv mit den Alterungsprozessen, von denen das menschliche Gehirn betroffen ist: Ist der geistige Leistungsabbau im Alter unvermeidlich? Schrumpft die Gehirnmasse, sodass wir uns neue Dinge umso schlechter merken können, je älter wir werden? Neueste Forschungsergebnisse fallen beruhigend aus: Tatsächlich sterben zwar Tag für Tag Nervenzellen ab, jedoch ist dies kein Prozess, der erst im dritten Lebensabschnitt einsetzt. Schon von Geburt an werden alte Nervenzellen im Gehirn aussortiert – da aber insgesamt mehr als 100 Milliarden Nervenzellen zur Verfügung stehen, muss man sich hierüber normalerweise keine Sorgen machen. Außerdem besitzt das Gehirn ein großes Maß an Flexibilität: Die einzelnen Hirnareale arbeiten sozusagen Hand in Hand – fällt ein Bereich aus, kann ein anderer gegebenenfalls einspringen und die zugedachte Aufgabe übernehmen.

Auf diese Weise ist es auch im Seniorenalter möglich, noch neue Dinge zu lernen bzw. bereits bekanntes Wissen abzurufen. Die wichtigste Voraussetzung: Neben der reinen Anzahl an Nervenzellen im Gehirn sind es vor allem die Verbindungen zwischen diesen, die für die geistige Leistungsfähigkeit entscheidend sind. Diese Synapsen bilden sich allerdings nur aus, wenn sie regelmäßig gefordert werden. Um geistig fit zu bleiben, ist es also wichtig das Gehirn zu trainieren. Ebenfalls entscheidend: Körperliche Bewegung und eine gesunde Ernährung, denn diese tragen gleichsam dazu bei, das Gehirn in Topform zu halten.

Gehirnjogging und Gedächtnistraining

Das Gehirn regelmäßig zu fordern, aber nicht zu überfordern, kann der Schlüssel zu geistiger Fitness bis ins hohe Alter sein. Der Schwierigkeitsgrad muss dabei jedoch ans individuelle Leistungsniveau angepasst sein. Das funktioniert ganz ähnlich wie beim Krafttraining: Ist die Herausforderung zu gering, werden die grauen Zellen nur bedingt trainiert. Zu schwierige Aufgaben wiederum bringen uns zum Verzweifeln und fördern eher Frust als Synapsenwachstum. Wenn Sie in puncto Gehirnjogging etwas aus der Übung sind, sollten Sie sich entsprechend langsam an die verschiedenen Angebote herantasten. Auswahl gibt es heutzutage genug: Im Zeitschriftenhandel finden sich zahlreiche Magazine mit Knobelaufgaben und Übungen zum Gedächtnistraining. Und auch im digitalen Zeitalter gibt es

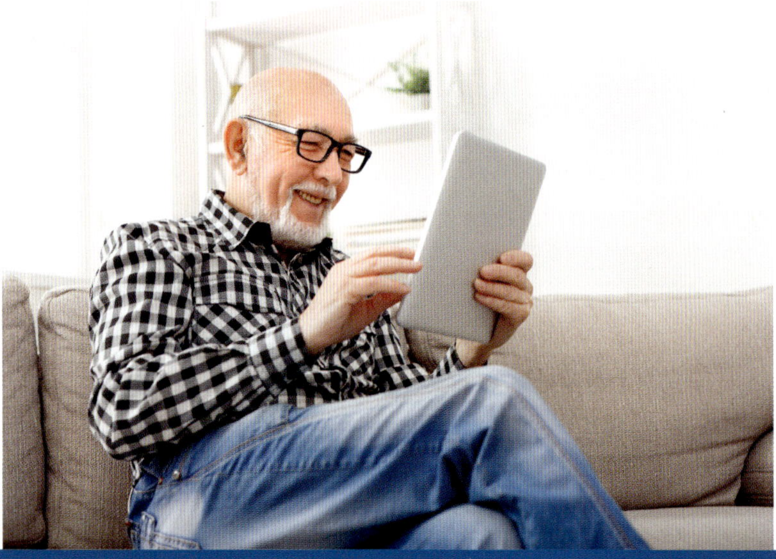

viele Angebote, die abwechslungsreiche Brain-Fitness-Aufgaben bieten. So gibt es neben Computerspielen auch eine unglaublich vielseitige Auswahl an Gehirnjogging-Apps für Smartphones und Tablets. Übrigens: Gezielte Gedächtnistrainings können viel mehr als nur das Erinnerungsvermögen stärken. Sie sind so aufgebaut, dass sie auch bei der räumlichen Orientierung helfen, logische Zusammenhänge erkennen lassen oder den Wortschatz vergrößern. Zur Not tut es aber auch das Kreuzworträtsel in der Tages- oder Fernsehzeitung. Wer dieses regelmäßig löst, leistet bereits einen aktiven Beitrag, was das Gehirnjogging betrifft.

Ihnen ist das noch nicht genug? Wie wäre es dann mit einem Volkshochschulkurs, einem Buchclub oder einer ehrenamtlichen Mitarbeit am Theater? Soziale Kontakte und ein intensiver Austausch über alle möglichen Themen halten das Gehirn fit und jung: Weil wir immer wieder neue Informationen verarbeiten, bleibt der Denkapparat auf Trab und verlernt nicht, sich auf Neues einzustellen. Sie möchten das Thema Gehirnjogging lieber erst einmal im Kleinen angehen? Schon ein gutes Buch zu lesen oder sich in Magazinartikeln über Neues zu informieren, sorgt für ausreichend Input. Noch besser: Versuchen Sie sich das Gelesene aktiv zu merken. Alternativ können Sie auch ein kleines Gedicht auswendig lernen oder versuchen, sich die Liste für den kommenden Wocheneinkauf im Kopf abzuspeichern. Jede noch so kleine Herausforderung kann helfen, das eigene Hirn leistungsfähig zu halten. Um damit zu starten, ist es nie zu spät.

Hobbys für geistig und sozial Aktive

Das Gehirn braucht tägliche Herausforderungen, aber nicht jeder kann sich für Kreuzworträtsel und Gedächtnistrainings begeistern. Manch einer braucht eine andere Art der Motivation und muss erst noch herausfinden, wie er seine grauen Zellen am liebsten zum Rotieren bringt. Wie das am besten gelingt? Ganz einfach, indem man verschiedene Aktivitäten ausprobiert. Neue Hobbys sorgen nicht nur für Spaß, sondern fordern das Gehirn auf ganz besondere Weise. Schließlich muss hier jede Menge Unbekanntes entdeckt werden – eine ideale Möglichkeit also, um geistig fit und beweglich zu bleiben. Doch welche Hobbys sind besonders gut geeignet? Empfehlung Nummer Eins: Sport in all seinen Variationen – schließlich fördert körperliche Bewegung die Fitness ganzheitlich und auf allen Ebenen. Ebenfalls empfehlenswert: neue Sprachen oder ein Musikinstrument erlernen. Gerade älteren Menschen fällt es im Vergleich zu jüngeren deutlich leichter, eine neue Sprache zu erwerben. Denn im Gegensatz zum jugendlichen Sprachschüler bringen ältere Menschen Lebenserfahrung, Willenskraft und meist mehr Disziplin und Geduld mit – alles Attribute, die beim Sprachenlernen überaus förderlich sind. Zudem stärkt das Erlernen einer Sprache nicht nur den Wortschatz, sondern auch die Konzentrationsfähigkeit und hilft die Problemlösekompetenz zu verbessern. Neue Sprachen lernt man am besten gemeinsam mit anderen, denn der soziale Austausch wirkt auf unser Gehirn wie eine Verjüngungskur.

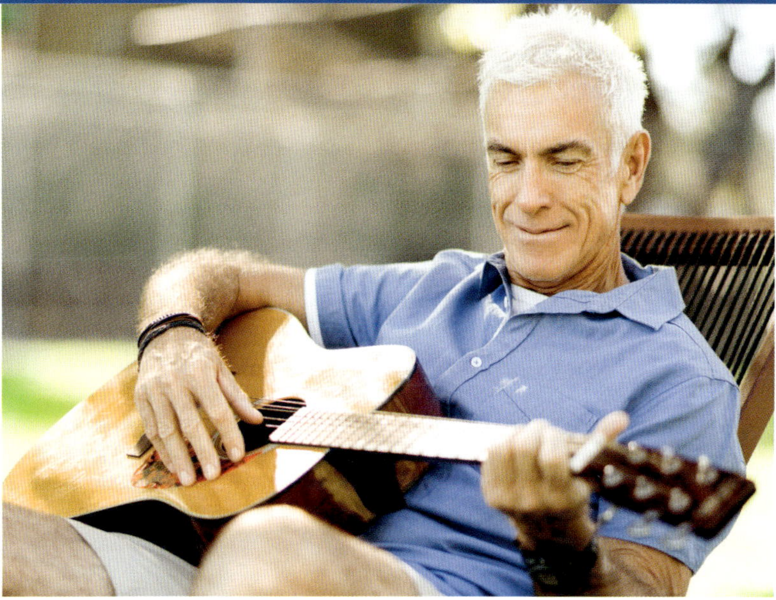

Ein Musikinstrument zu erlernen ist dagegen vor allem ein kreatives Hobby, bei dem die Verbindung zwischen den beiden Gehirnhälften gestärkt wird. Das wiederum kann enorme Auswirkungen auf die kognitive Leistungsfähigkeit haben. Zudem tut Musik der Seele gut und sorgt für Entspannung und Stressabbau, was das Gehirn sehr zu schätzen weiß. Extratipp: Wer nicht gern selbst musiziert, kann die schönen Töne auch passiv genießen. Beim Tanzen oder auf Konzertbesuchen finden sich außerdem viele Gelegenheiten, um Gleichgesinnte kennenzulernen.

Andere kreative Hobbys wie Handarbeiten oder Malen sind für ältere Menschen ebenfalls ideal, weil sie den Horizont erweitern und eine tolle Symbiose aus körperlicher und geistiger Betätigung ermöglichen. Sie lieben die Herausforderung? Wie wäre es dann mit verschiedenen Spielen?

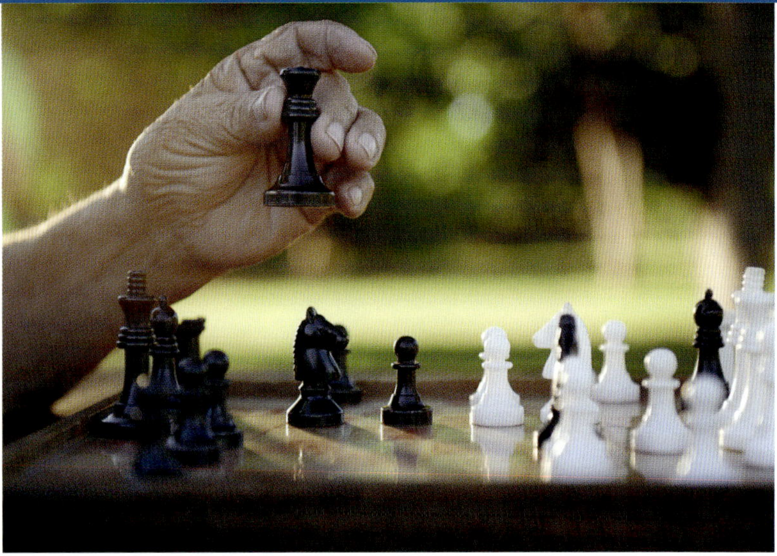

Schach, Mau Mau oder Scrabble – Gesellschaftsspiele sind perfekt, um die Plastizität unseres Gehirns zu erhalten. Das bedeutet, dass Synapsen und Nervenzellen beweglich bzw. anpassungsfähig bleiben und sich jederzeit auf neue Herausforderungen einstellen können. Der Grund: Wer mit anderen oder auch allein (zum Beispiel gegen einen Computer) spielt, sieht sich immer wieder mit unbekannten Situationen konfrontiert, auf die er angemessen reagieren muss. So sorgen Sie dafür, dass Ihr Gehirn garantiert nicht in den Langeweile-Modus verfällt. Zwei weitere Tipps für Hobbys, die man auch im hohen Alter noch für sich entdecken kann: Reisen und Kochen. Vor allem Letzteres ist für einen gesunden Lebensstil wichtig. Probieren Sie ganz neue Rezepte aus, experimentieren Sie mit unbekannten Zutaten und bringen Sie so ganz nebenbei wieder mehr Freude auf den Esstisch. Reisen wiederum öffnet Ihren Horizont und erlaubt Ihnen und Ihrem Gehirn immer wieder neue Erfahrungen zu sammeln. Dafür muss es nicht immer gleich rund um den Globus gehen: Auch Tagesausflüge in die nähere Umgebung können die grauen Zellen beflügeln.

Auszeit für Geist und Seele

Damit das menschliche Gehirn gut funktioniert, ist es wichtig, der Denkzentrale hin und wieder einmal eine Auszeit zu gönnen. Denn zu einer guten Selbstfürsorge gehört es eben auch, die eigenen Grenzen wahrzunehmen. Stress und regelmäßige Überbelastung können auf die kognitive Leistungsfähigkeit genauso negative Effekte haben wie eine ungesunde Ernährung oder pathologische Veränderungen im Hirn. Umso wichtiger ist, dass Sie Ruhephasen aktiv herbeiführen und bestenfalls regelmäßig in den Alltag integrieren.

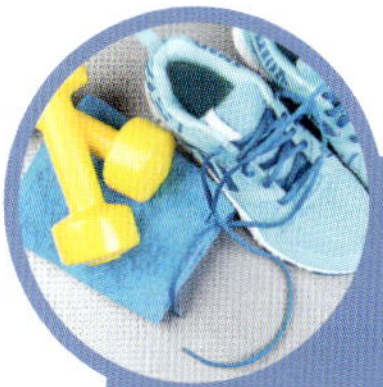

Progressive Muskelentspannung nach Jacobson

Die progressive Muskelentspannung nach Jacobson ist eine weitere Entspannungstechnik, die beim Stressabbau hilft. Nach und nach werden unterschiedliche Muskelgruppen im Körper zunächst für eine bestimmte Zeitdauer angespannt, bevor sie anschließend entspannt werden. Die Übungen dieser Entspannungstechnik können auch bei Schlafstörungen und muskulären Verspannungen helfen. Viele Volkshochschulen und Krankenkassen bieten bereits entsprechende Kurse speziell für Senioren an. Theoretisch ist es aber auch möglich, das Training allein mit einer CD oder einem Buch zu erlernen.

Autogenes Training für geistig-seelische Entspannung

Eine gute Möglichkeit, um Stress abzubauen und die seelische Batterie wieder aufzuladen, ist das autogene Training. Dieses wurde im ersten Drittel des 19. Jahrhunderts vom deutschen Psychiater Johannes Heinrich Schulz entwickelt und der Öffentlichkeit präsentiert. Es handelt sich hierbei um ein leicht zu erlernendes Entspannungsverfahren, das auf dem Prinzip der Autosuggestion beruht. Dies wiederum bedeutet, dass die Entspannung bei dieser Technik von innen heraus entwickelt und entsprechend nicht von außen auferlegt wird. Trainieren lässt es sich in Gruppen oder aber allein von zu Hause aus. Die verschiedenen Übungen des Trainings können entweder im Liegen oder im Sitzen ausgeführt werden – ideal also auch für Senioren, die eventuell mit körperlichen Einschränkungen leben. Mithilfe verschiedener Formeln wird dann die Autosuggestion ange-

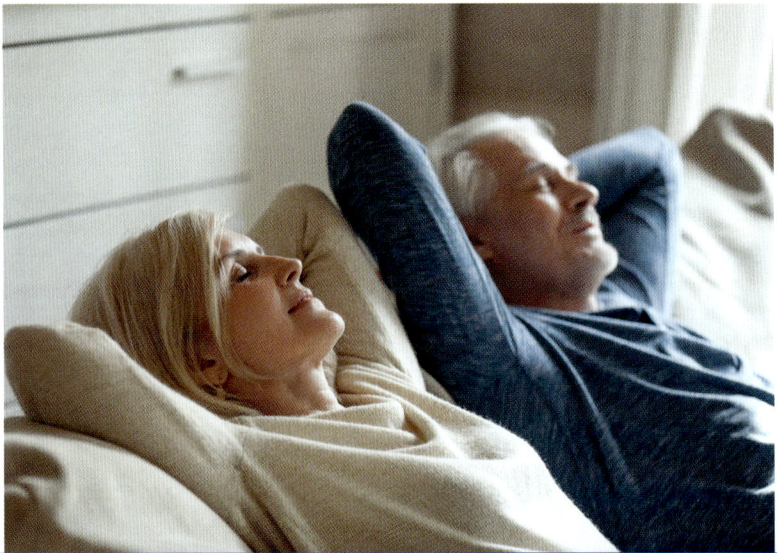

regt: „Ich bin ganz ruhig“ oder „Der rechte Arm ist ganz schwer“ werden mehrmals wiederholt, während Sie sich als Trainierender darauf konzentrieren, das zu fühlen, was Sie gerade aussprechen. Mit der Zeit stellt sich eine umfassende Ruhe und Entspannung ein. Bei den ersten Trainingseinheiten kommen Sie sich vielleicht noch etwas merkwürdig vor, wenn Sie regelmäßig üben, erleben Sie aber, wie die positiven Effekte sich immer schneller einstellen.

Meditation für innere Kraft

Rund um den Globus existieren zahlreiche Religionen und Kulturen, in denen die Meditation tief und fest verankert ist: Ob im Hinduismus, im Buddhismus oder im Christentum – überall versuchen Menschen durch vielfältige Meditationstechniken Körper und Seele in Einklang zu bringen, innere Erleuchtung zu finden oder einfach nur abzuschalten. Für das Gehirn kann die Meditation einen einschneidenden Effekt haben: Forscher haben schon vor einigen Jahren herausgefunden, dass regelmäßiges Meditieren hilft, den Abbau der weißen sowie der grauen Substanz im Gehirn zu verlangsamen. Beide sind für die Leistungsfähigkeit der Denkzentrale entscheidend.

Sie haben noch nie meditiert? Keine Sorge – auch jenseits der 50 kann es sich noch lohnen, diese Praxis zu erlernen. Das ist besonders unkompliziert, denn um meditieren zu können, benötigen Sie eigentlich nichts anderes als eine bequeme Haltung und die richtige Anleitung. Wer möchte,

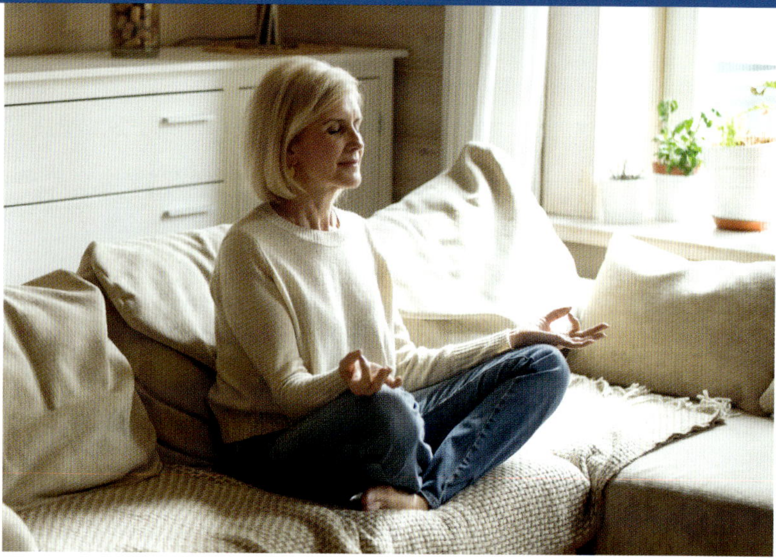

kann seine ersten Erfahrungen mit anderen Inspirationssuchenden in einem Kurs mit geführter Meditation sammeln. Nicht nur in großen Städten, sondern auch in ländlichen Volkshochschulen oder in Yogastudios werden heutzutage entsprechende Angebote vorgestellt. Mit dem passenden Know-how können Sie aber auch bei sich zu Hause starten. Setzen Sie sich aufrecht hin, spüren Sie Ihren Körper und lassen Sie sämtliche Gedanken langsam vorbeiziehen. Versuchen Sie sich innerlich gänzlich frei und leer zu machen und so zur völligen Ruhe und Entspannung zu kommen. Falls es Ihnen hilft, können Sie sich bei der Meditation auch auf ein bestimmtes Objekt oder einen positiven Gedanken fokussieren. Viele Meditationsschüler nutzen beispielsweise ein Mantra, also einen kleinen Vers oder ein einzelnes Wort, um sich in den Zustand geistiger und körperlicher Ruhe zu versetzen. Probieren Sie es einfach aus und erleben Sie, welche Art der Meditation für Sie am entspanntesten ist. Integrieren Sie die Praxis regelmäßig in Ihren Alltag und helfen Sie Ihrem Gehirn so, sich zu regenerieren. Übrigens: Auch körperlich kann eine ausgewogene Meditationspraxis positive Erfahrungen mit sich bringen. Viele Menschen, die regelmäßig mit ihrem inneren Ich auf Tuchfühlung gehen, berichten davon, wie sie dadurch Verspannungen oder innere Blockaden lösen konnten.

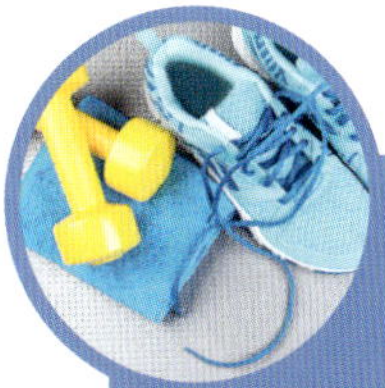

Lachen ist gesund

Das Lachen gehört zu den wichtigsten emotionalen Ausdrucksformen des Menschen, das in allen Kulturen rund um den Globus angewendet wird. Kein Wunder, denn Lachen entspannt, macht glücklich und hält uns jung. Tatsächlich verlernen jedoch viele Erwachsene im Laufe ihres Lebens regelrecht zu lachen: Sie lachen immer seltener und immer weniger mit echter Freude. Dabei übt das Lachen so viele positive Effekte auf Körper, Gehirn und Seele aus, dass wir sie an dieser Stelle gar nicht alle aufzählen können. Ein paar Basisfakten wollen wir Ihnen trotzdem nicht vorenthalten: Lachen fordert mehr als 90 Muskeln am ganzen Körper, stärkt die Lungenfunktion und das Immunsystem, kann gegen Schmerzen helfen und sorgt für eine Ausschüttung von Endorphinen, den sogenannten Glückshormonen. Haben Sie heute schon herzhaft gelacht? Falls nicht, kann es sich für Sie lohnen, einen Lachkurs zu besuchen. Das klingt komisch, wird heutzutage aber immer beliebter. Mithilfe spezieller Trainings lernen die Teilnehmer, sich von Blockaden zu befreien und endlich mal wieder tief und freudvoll zu lachen. Das steigert das allgemeine Wohlbefinden, fördert positive Energien und kann dadurch auch dem Gehirn zu mehr Leistungsfähigkeit verhelfen.

Qigong, Yoga und Tai-Chi – für eine verbesserte Koordination

Eine stabile Koordination ist im Alltag sehr wichtig: Wer einen stark ausgeprägten Gleichgewichtssinn und eine gute Balance besitzt, ist nicht nur sicherer in seinen Bewegungen, sondern verletzt sich auch seltener. Mit zunehmendem Alter jedoch baut der Mensch in puncto Koordinationsfähigkeit kontinuierlich ab. Vor allem ältere Menschen haben dadurch zu leiden: Oft fällt es ihnen schwer, Treppen zu steigen, komplizierte Bewegungsabläufe auszuführen oder sogar allein über die Straße zu gehen. Nicht selten sind hieran Gleichgewichtsprobleme schuld, hieraus können sogar Angst- oder Panikstörungen entstehen. Die gute Nachricht: Es gibt bestimmte Techniken, mit denen Sie in diesem Bereich wieder mehr Leistungsfähigkeit erlangen.

Damit die Koordination stimmt, müssen Körper und Sinnesorgane Hand in Hand zusammenarbeiten. Dafür ist es wichtig, dass im Gehirn verschiedene Prozesse reibungslos ablaufen und ausreichend viele Synapsen zur Weiterleitung und Verarbeitung von Reizen zur Verfügung stehen. Gute Übungen für eine verbesserte Koordination sind Yoga, Qigong und Tai-Chi. Bei den beiden letztgenannten Trainingsmethoden handelt es sich ursprünglich um Kampfkunst-Praktiken, bei denen der Kampfkunst-Charakter jedoch mittlerweile deutlich im Hintergrund steht. Vielmehr handelt es sich bei Qigong heute um eine ideale Mischung aus Meditations-, Konzentrations- und Bewegungstraining.

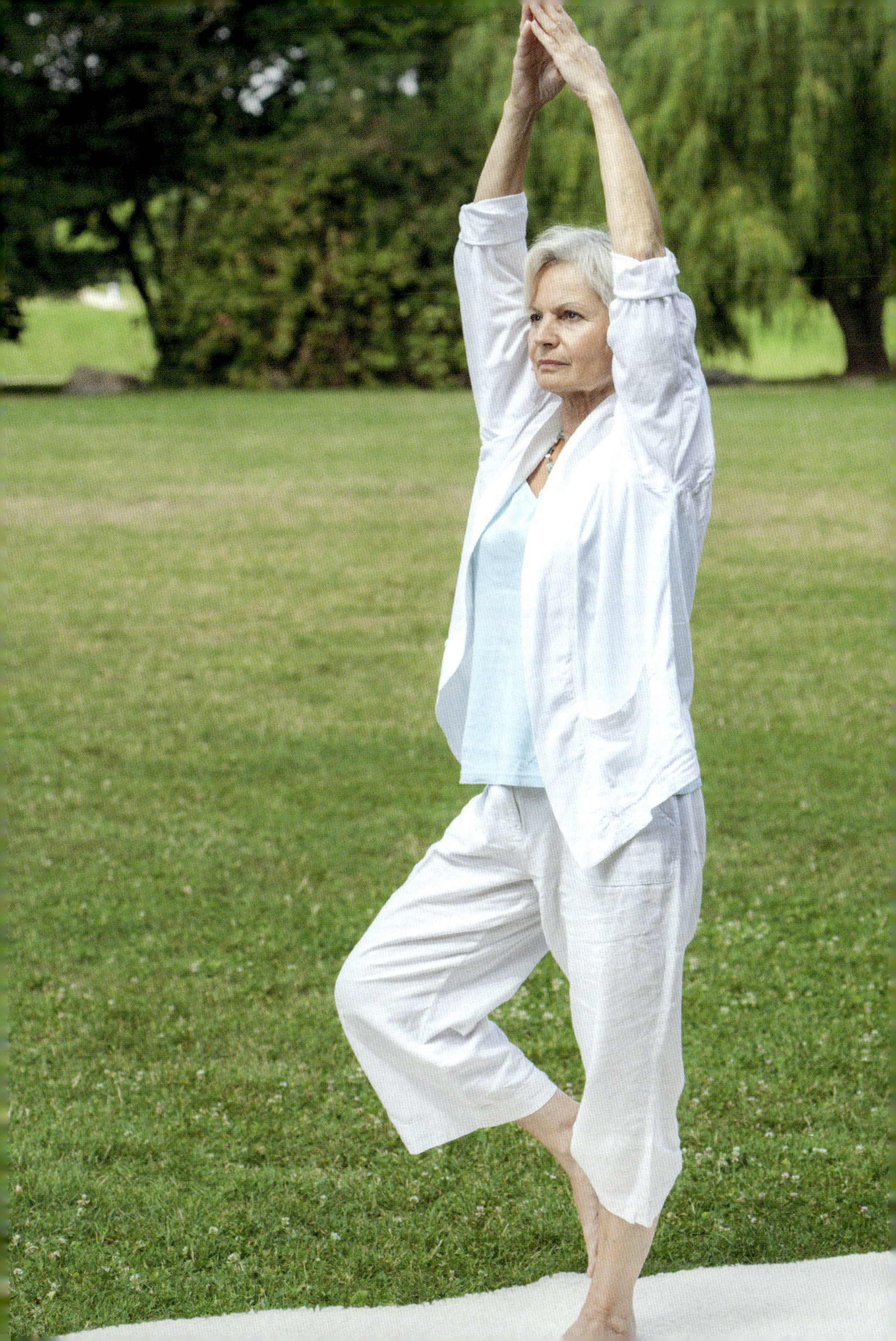

Ganz ähnlich verhält es sich auch mit Tai-Chi, das häufig auch als Schattenboxen bezeichnet wird. Auch hier geht es darum, gezielte Bewegungen mit einem Zustand der inneren Ruhe und Konzentration zu verbinden – allesamt Ziele, die der Stabilisierung der eigenen Koordinationsfähigkeit dienen können. Zudem lassen sich Qigong und Tai-Chi hervorragend an der frischen Luft praktizieren – entweder ganz allein mit einer großen Portion innerer Ruhe oder zusammen mit anderen, die dasselbe Ziel haben. Auch Yoga ist hierfür ideal: Bei vielen Übungen, von denen Sie einige auch in diesem Buch finden, steht das Erleben des eigenen Körpers im Fokus. Sie müssen keine komplizierten Verrenkungen machen, sondern stattdessen häufiger die Balance halten. Das funktioniert am besten, wenn Sie auch im Inneren ein stabiles Gleichgewicht verspüren. Deshalb ist die Atmung bei all diesen Techniken so wichtig: Sie hilft dabei zu entspannen und Körper und Geist miteinander zu harmonisieren.

Wache Sinne und guter Schlaf

Viele Prozesse in unserem Körper laufen praktisch automatisch ab. Im Normalfall funktionieren zum Beispiel unsere Sinnesorgane ohne unser eigenes Zutun: Wir hören, sehen, schmecken, fühlen oder riechen, ohne dass wir uns hierfür besonders anstrengen müssten. Das sieht im Alter ein wenig anders aus: Die Augen und die Ohren, aber auch der Geschmackssinn beginnen sich zu verändern und werden we-

niger leistungsstark. Dies zeigt sich unter anderem daran, dass viele Menschen wenn sie älter werden, eine Brille oder ein Hörgerät benötigen.
Auch die Schlafgewohnheiten verändern sich im Alter, was manchmal zu schlaflosen Nächten führen kann. Und gerade guter Schlaf ist unheimlich wichtig für das allgemeine Wohlbefinden, seelische Ausgeglichenheit und einen gesunden Körper. Wie lassen sich also unsere Sinne und unser Schlaf mit zunehmenden Alter unterstützen?

Hör- und Sehtraining

Sofern keine physiologischen Einschränkungen vorliegen, können Sie mit gezieltem Hör-, Seh und Schmecktraining dazu beitragen, die Vielfalt Ihrer Sinneswahrnehmungen zu stärken. Denn oftmals lassen sich die Einschränkungen

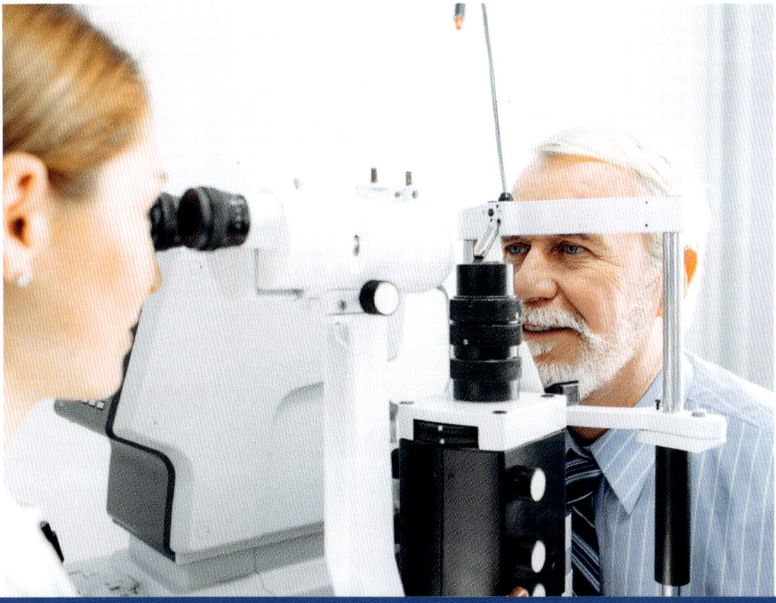

auf eine verlangsamte Verarbeitung der Reize im Gehirn zurückführen – und genau diese lässt sich mit etwas Training verbessern. In den USA gibt es bereits zahlreiche Methoden, die gezielt darauf ausgerichtet sind, mithilfe einer akustischen Stimulation das Gehirn zu animieren. Auch hierzulande bieten immer mehr Servicestellen Hörwahrnehmungstrainings an, die teilweise speziell auf die Bedürfnisse von Menschen im dritten Lebensabschnitt ausgerichtet sind. Ganz Ähnliches gilt für Sehtrainings: Gerade Weitsichtigkeit ist mit zunehmendem Alter eine Herausforderung. Denn auch wer niemals in seinem Leben eine Brille getragen hat, lebt ab einem Alter von vierzig Jahren mit dem zunehmendem Risiko, bei sich selbst die Symptome einer Weitsichtigkeit zu registrieren. Ein paar kleinere Übungen in den Tagesablauf zu integrieren, kann dabei helfen, die eigene Sehleistung zumindest kurzfristig wieder zu verbessern. Zwar kommen Betroffene häufig trotzdem nicht

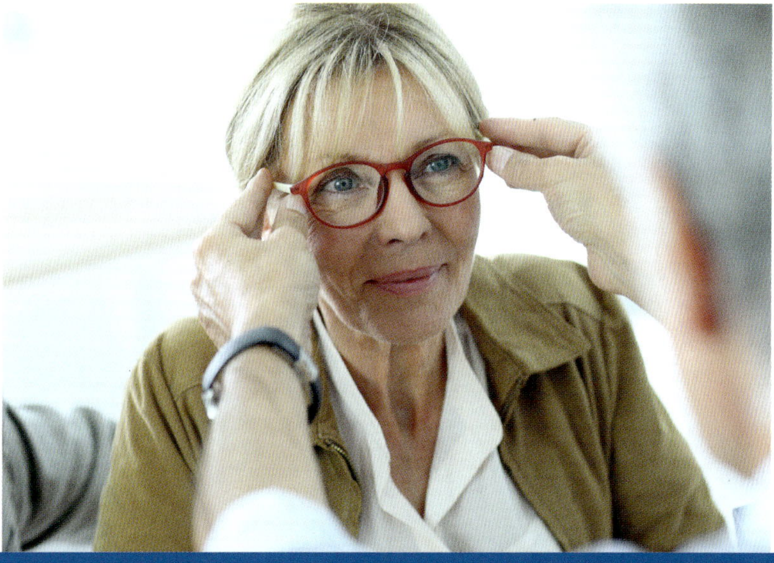

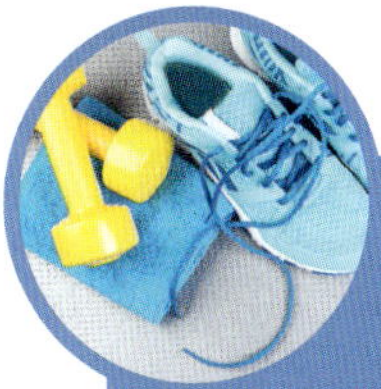

Achtsamkeitstrainings

Achtsamkeitstrainings sind seit einigen Jahren groß in Mode und eignen sich auch für Senioren, die sich, ihren Körper und ihre Bedürfnisse wieder bewusster wahrnehmen wollen. Es geht vor allem darum, den inneren Autopilot abzuschalten und stattdessen mit allen Sinnen im Hier und Jetzt zu sein. Viele Trainingseinheiten beruhen auf den Methoden der MBSR „Mindfulness-Based Stress Reduction" und sind als Entspannungsübungen zum Stressabbau gedacht. Zudem funktionieren sie – richtig ausgeführt – wie eine Art Aufladestation für Körper und Geist.

ohne eine Brille aus und die eigene Sehleistung vollständig wiederherzustellen ist mit einem Sehtraining nicht möglich, jedoch regen viele der Übungen die Durchblutung des Gehirns an und genau das ist aus kognitiver Sicht ein echter Gewinn.

Sie würden gern auch Ihre anderen Sinne schärfen? Dann versuchen Sie doch einmal ein Geschmacksexperiment im Dunkeln: Genießen Sie Ihr Abendessen in einem abgedunkelten oder nur von Kerzenschein erleuchteten Raum. Sie werden sich wundern, wie viel Sie plötzlich wieder wahrnehmen. Oder nehmen Sie sich bewusst Zeit und Ruhe, um Dinge zu fühlen, zu schmecken, zu riechen oder zu sehen. Im oftmals viel zu hektischen Alltag gehen Genussmomente und Augenblicke des bewussten Erlebens viel zu häufig unter. Dabei sind es gerade die oftmals feinen Zwischentöne, die es in sich haben.

Guter Schlaf – viel mehr als nur Regeneration

Wer schläft, scheint von außen betrachtet einer vollkommenen Ruhe verfallen zu sein. Im Inneren jedoch sind Körper und Geist des Schlafenden alles andere als untätig. Viele kleine und große Aufgaben werden genau jetzt erledigt – wie das funktioniert, stellt die Wissenschaft in vielerlei Hinsicht noch immer vor ein Rätsel. Fakt ist: Nur wer ausreichend schläft, kann dauerhaft körperliche und geistige Leistung erbringen. Zu wenig Schlaf schwächt das Immunsystem, führt zu kognitiven Leistungseinbußen, emotionaler Instabilität und kann sogar Krankheiten auslösen. Doch nicht nur die Dauer des Schlafs ist wichtig, denn auch die Qualität bestimmt maßgeblich, wie sehr Körper und Geist sich in dieser Phase erholen können. So ist es zum Beispiel wichtig, während der Nachtruhe ausreichend viel Zeit in der sogenannten REM-Phase zu verbringen. Diese wird häufig auch als Traumphase bezeichnet und obwohl die Forschung hinsichtlich ihrer Bedeutung und Funktion noch in den Kinderschuhen steckt, gilt es aufgrund von Tierversuchen als erwiesen, dass der Mensch ohne die REM-Phase unter Umständen gar nicht lebensfähig wäre. Umso wichtiger, dass Sie eine gesunde und ausgiebige Schlafkultur pflegen.

Leider ist das im Alter gar nicht immer so leicht: Je älter der Mensch wird, umso mehr verändern sich seine Schlafgewohnheiten. Er benötigt nun nicht mehr so viel Schlafenszeit am Stück, sondern genießt die Ruhephasen lieber häppchenweise über den Tag und die Nacht verteilt. Das ist

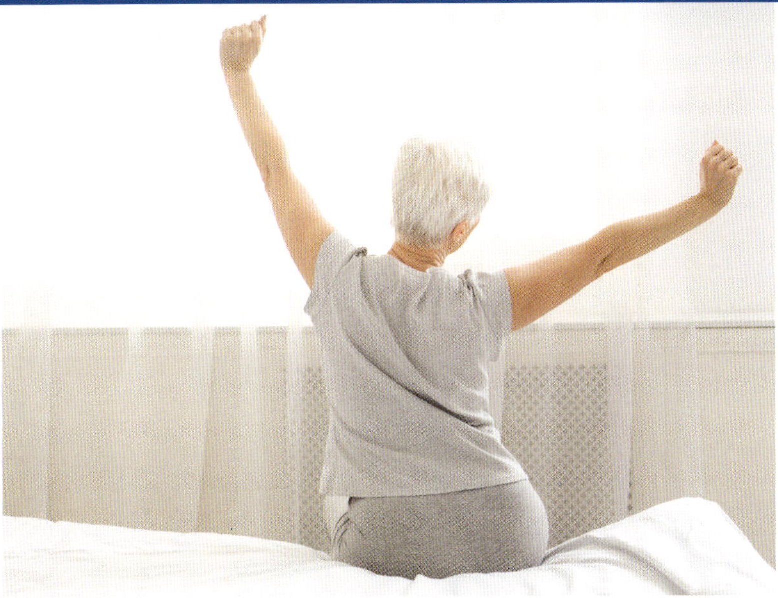

kein Problem: Hören Sie auf Ihr inneres Schlafbedürfnis und versuchen Sie nicht dieses an vermeintliche Regeln und Konventionen anzupassen. Jeder Mensch besitzt ein individuelles Bedürfnis für Schlaf und Ruhe. Wichtig ist, dass Sie sich selbst wohlfühlen und das Gefühl haben, nach dem Schlaf frisch und ausgeruht zu sein. Sie schlafen häufig schlecht ein oder fühlen sich nach der Ruhepause alles andere als erholt? Versuchen Sie es mit ein paar einfachen Regeln der Schlafhygiene: regelmäßige Zubettgeh- und Aufstehzeiten, ein abgedunkeltes Schlafzimmer, eine niedrige Geräuschkulisse, kein Alkohol oder Kaffee vor dem Schlafen. Sollten diese einfachen Tipps nicht helfen, empfiehlt es sich, einen Arzt zu konsultieren. Auf keinen Fall sollten Sie bei Schlafproblemen einfach zu frei verkäuflichen Medikamenten greifen, denn diese bringen den natürlichen Schlafrhythmus noch stärker durcheinander.

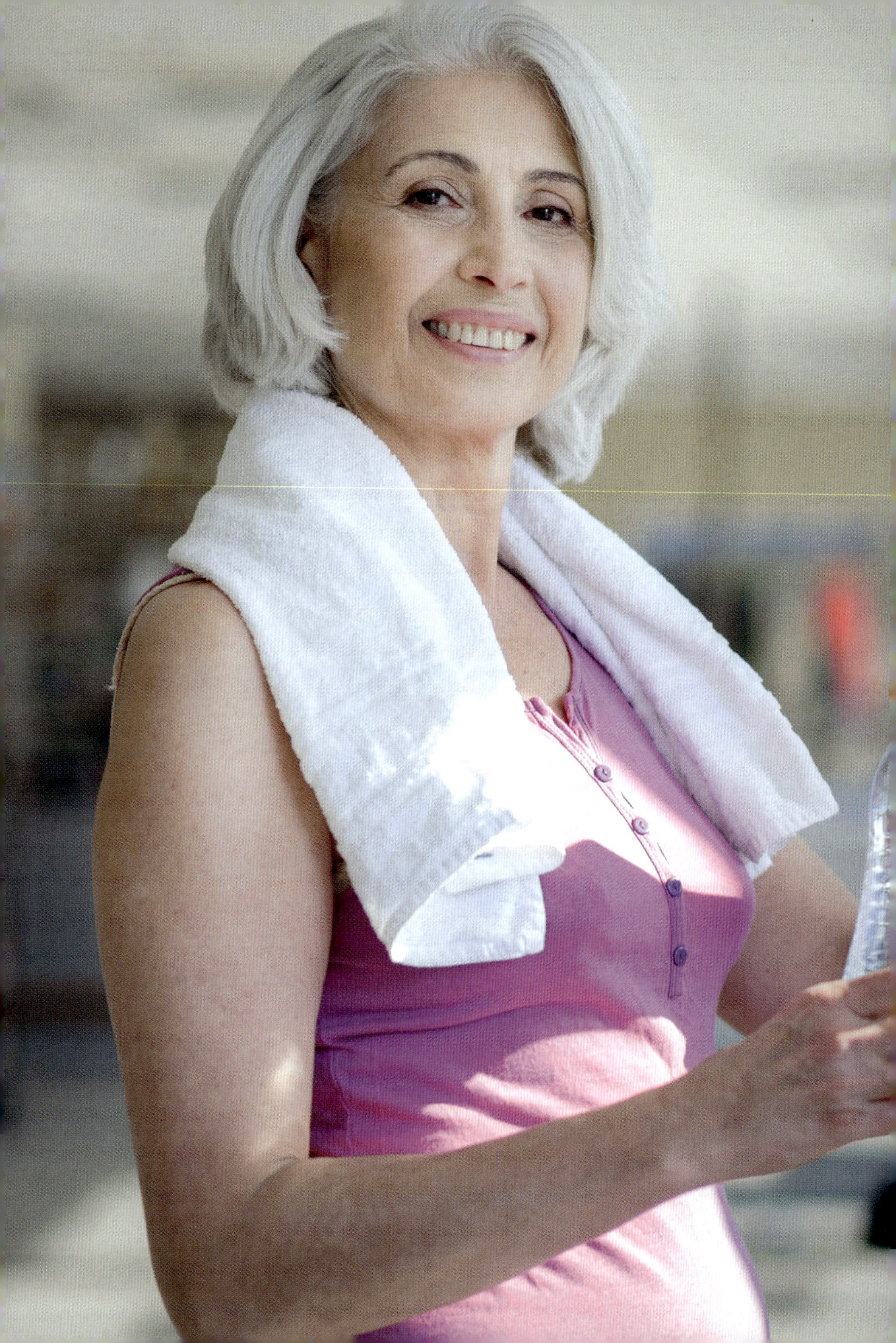

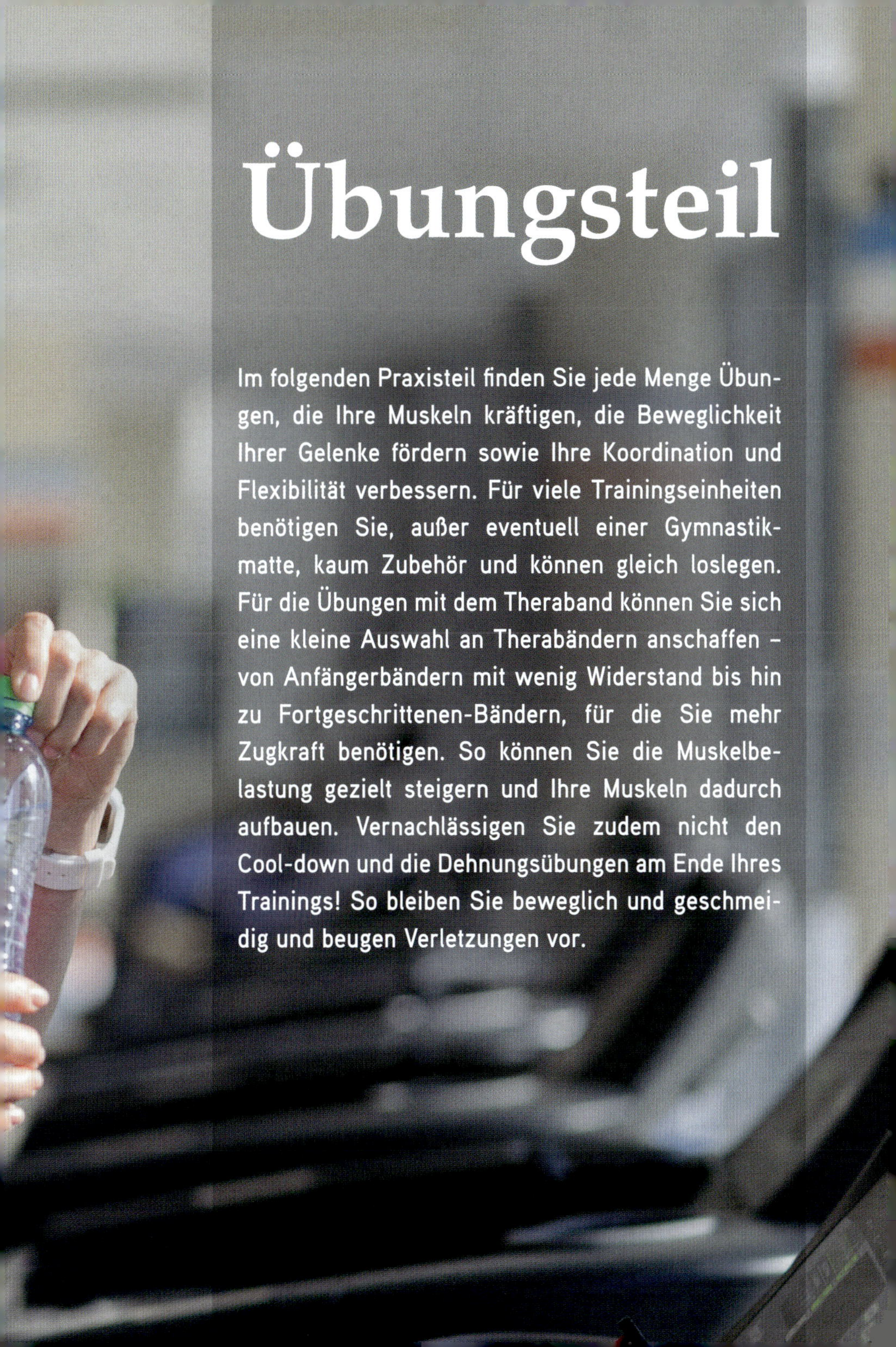

Übungsteil

Im folgenden Praxisteil finden Sie jede Menge Übungen, die Ihre Muskeln kräftigen, die Beweglichkeit Ihrer Gelenke fördern sowie Ihre Koordination und Flexibilität verbessern. Für viele Trainingseinheiten benötigen Sie, außer eventuell einer Gymnastikmatte, kaum Zubehör und können gleich loslegen. Für die Übungen mit dem Theraband können Sie sich eine kleine Auswahl an Therabändern anschaffen – von Anfängerbändern mit wenig Widerstand bis hin zu Fortgeschrittenen-Bändern, für die Sie mehr Zugkraft benötigen. So können Sie die Muskelbelastung gezielt steigern und Ihre Muskeln dadurch aufbauen. Vernachlässigen Sie zudem nicht den Cool-down und die Dehnungsübungen am Ende Ihres Trainings! So bleiben Sie beweglich und geschmeidig und beugen Verletzungen vor.

Alle Übungen im Überblick

Übungen für Brust, Arme & Schultern

Übungen für Rücken & Nacken

Übungen für Bauch & Hüfte

Übungen für Brust, Arme & Schultern

Brust, Arme und Schultern werden bei vielen Ausdauersportarten wie Wandern, Joggen oder Walken kaum trainiert, weshalb eine gezielte Förderung dieser Muskelgruppen von Vorteil ist. Für viele der folgenden Übungen benötigen Sie ein Theraband oder Kurzhanteln. Wer sich vorerst keine Hanteln zulegen möchte, kann die Übungen auch mit gefüllten Wasserflaschen durchführen.

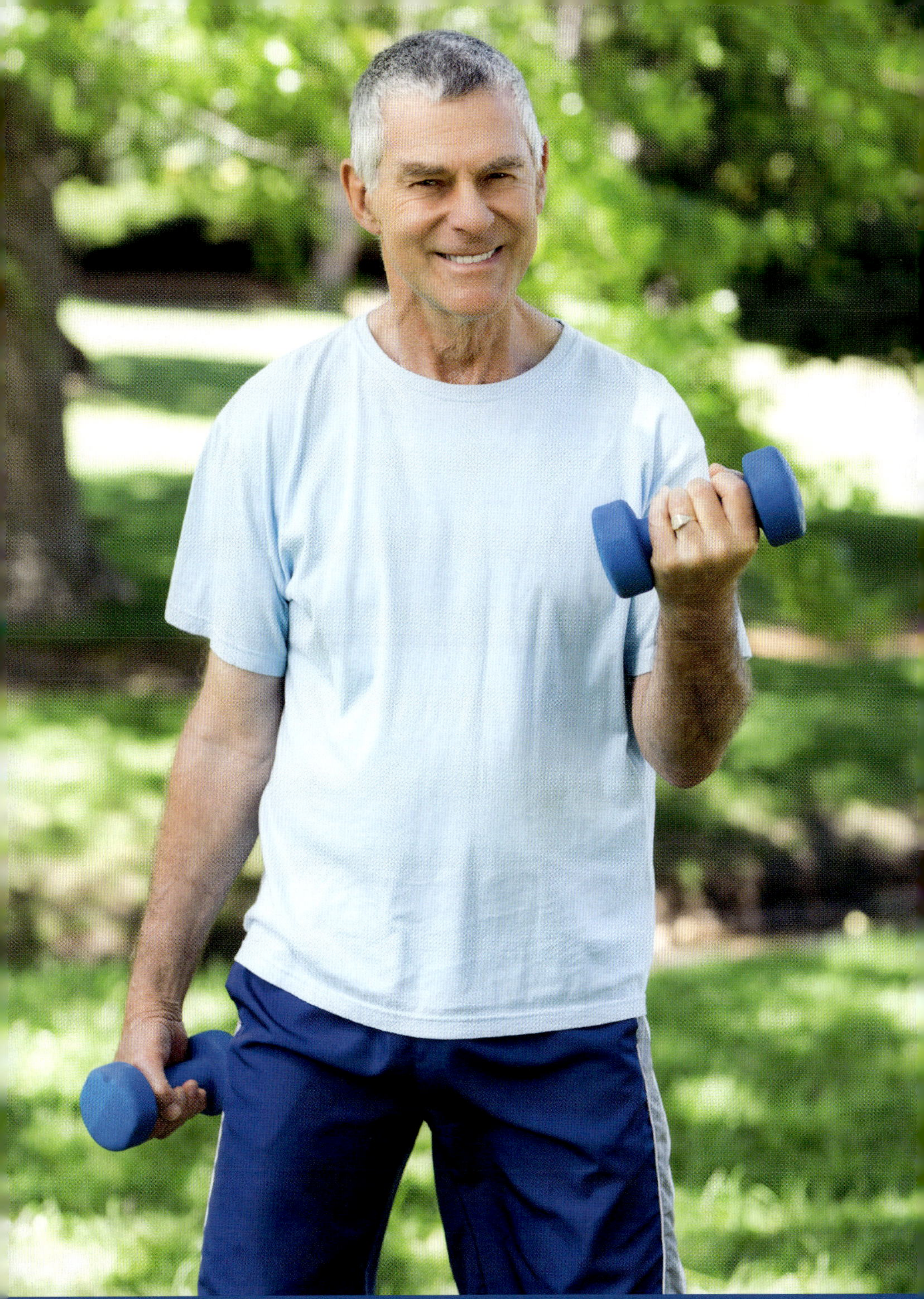

Kniender Liegestütz

Diese Abwandlung vom klassischen Liegestütz ist eine erleichterte Version, die eine weniger kräftige Armmuskulatur voraussetzt, aber dennoch genau dieselben Muskelgruppen trainiert. Sie ist für Anfänger als Vorbereitungsstufe für den klassischen Liegestütz geeignet.

Muskelgruppen: Schultermuskulatur, Brustmuskulatur, Trizeps
Hilfsmittel: keines, eventuell eine Gymnastikmatte
Ausgangsposition: Bauchlage

Ausführung

1. Begeben Sie sich in Bauchlage und positionieren Sie Ihre Hände mit den Fingerspitzen nach vorn etwas weiter als schulterbreit auseinander neben die Brust.

2. Drücken Sie Kopf, Rumpf und Oberkörper nach oben, sodass diese mit Gesäß und Oberschenkeln eine gerade Linie bilden. In den Ellen-

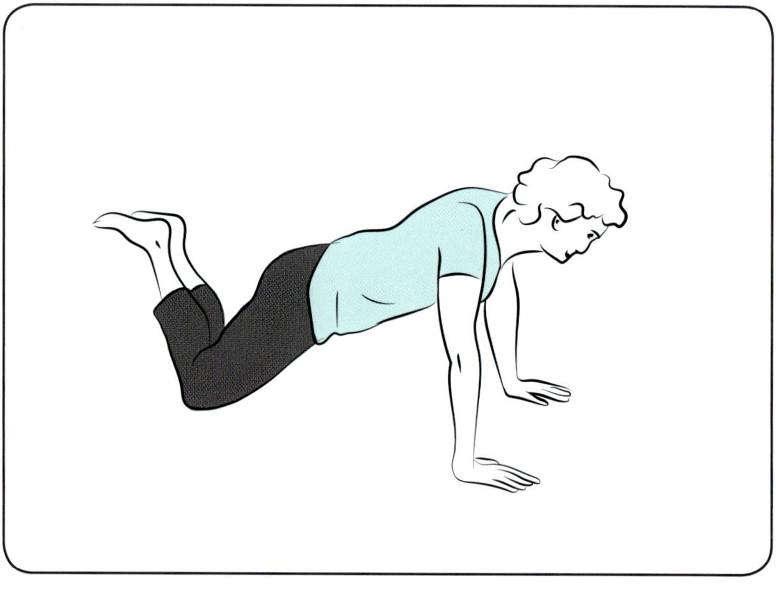

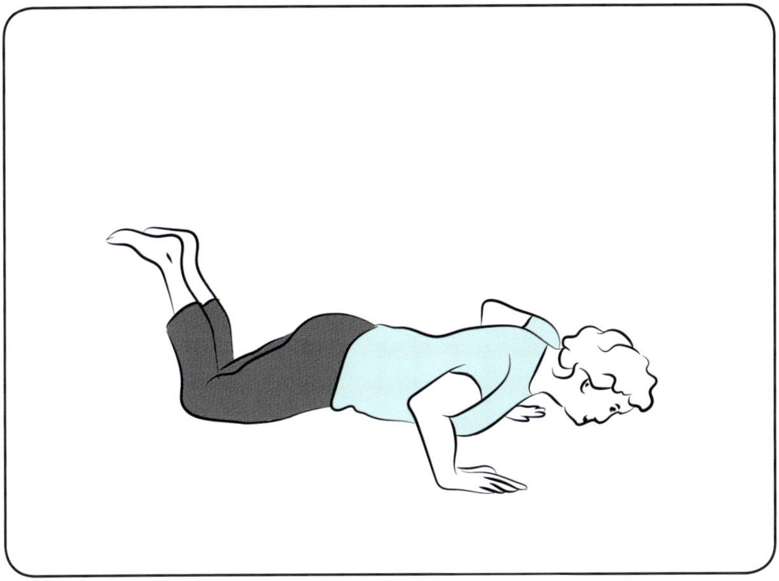

bogen verbleibt eine Mikrobeuge, die Arme werden nicht komplett durchgestreckt. Die Knie bleiben am Boden, Unterschenkel anheben.

3. Die Bauchmuskulatur sollte während der gesamten Übung angespannt bleiben, das hilft bei der Durchführung und sorgt dafür, dass der Bauch nicht durchhängt.

4. Lassen Sie sich langsam und kontrolliert wieder absinken. Wiederholen Sie die Übung anschließend fünf- bis zehnmal.

Varianten

- Überkreuzen Sie die angehobenen Füße während der Übungsausführung, um den Schwierigkeitsgrad zu steigern.
- Leichtere Version: Stellen Sie sich an eine Wand und stützen Sie sich mit den Händen in Brusthöhe ab. Gehen Sie mit beiden Beinen nach hinten, sodass Ihr Gewicht auf den auf der Hand ruhenden Händen liegt. Drücken Sie sich nun wie bei einem vertikalen Liegestütz von der Wand ab. Achten Sie darauf, dass der Rücken gerade bleibt. Alternativ können Sie diese Übungsvariante auch an einem Tisch ausführen.

Schulterstreckung rückwärts

Diese Übung erzielt den maximalen Trainingseffekt, wenn sie korrekt ausgeführt wird. Bitten Sie gegebenenfalls, einen Partner Ihre Haltung zu korrigieren, oder führen Sie die Übung vor einem Spiegel durch, um sich selbst zu kontrollieren.

Muskelgruppen: Schulter- und Oberarmmuskeln, mittlere Rückenmuskulatur
Hilfsmittel: Kurzhantel (max. 2 kg)
Ausgangsposition: Parallelstand

Ausführung

1. Stellen Sie sich mit geradem Rücken in den Parallelstand. Die Füße stehen etwa hüftbreit auseinander. Die Knie haben eine kleine Mikrobeuge, die Schultern bleiben entspannt. Halten Sie die Kurzhantel in der rechten Hand, die Handfläche zeigt in Richtung Oberschenkel.

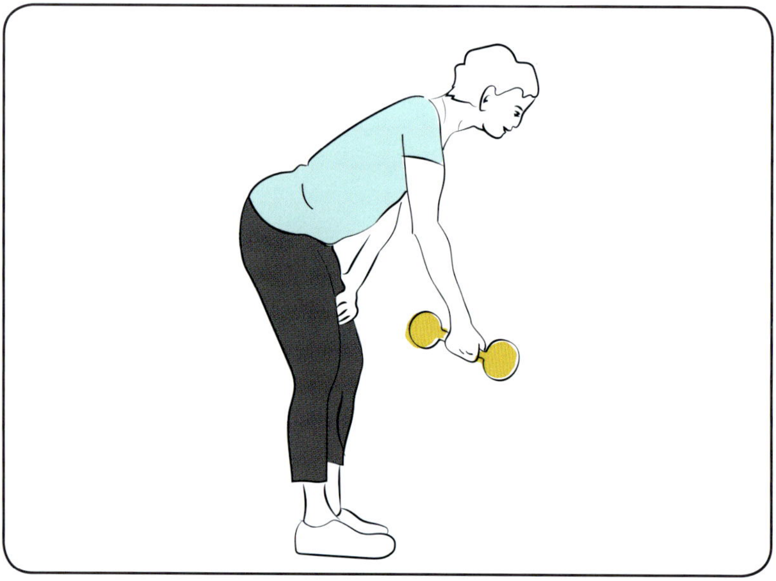

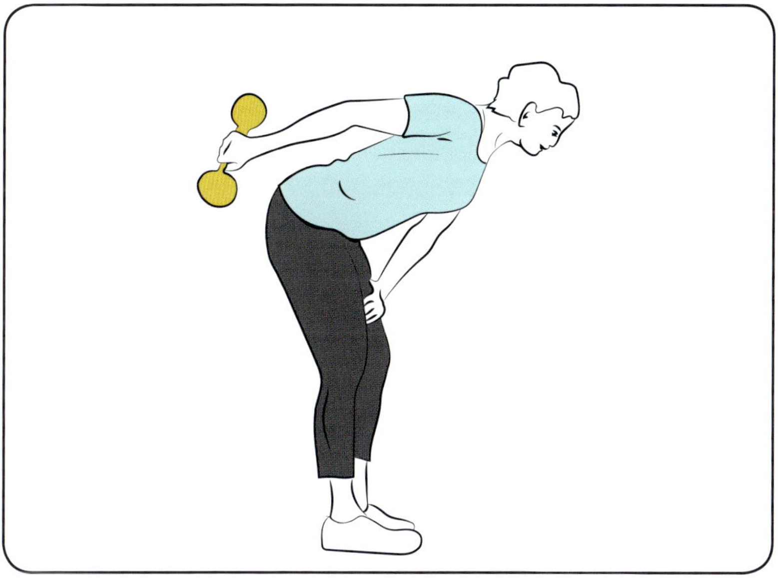

2. Beugen Sie den Oberkörper so weit nach vorn, dass ein 45-Grad-Winkel entsteht. Achten Sie darauf, dass der Rücken hierbei gerade bleibt. Stützen Sie sich mit der linken Hand auf dem linken Oberschenkel ab und lassen Sie den rechten Arm locker an der Körperseite herabhängen.

3. Behalten Sie im rechten Arm eine Mikrobeuge bei und führen Sie die Hantel anschließend am ausgestreckten Arm nach hinten. Heben Sie den Arm so weit an, dass er parallel zum Fußboden ausgerichtet ist. Halten Sie die Position für einige Sekunden und führen Sie den Arm daraufhin zurück in die Ausgangsposition, bevor Sie die Übung wiederholen. Anschließend richten Sie sich auf und lassen die Hantel in die linke Hand wandern, um die Übung auf der anderen Seite durchzuführen.

Tipp

- Achten Sie auf eine gerade Wirbelsäule und darauf, dass die Handinnenfläche die ganze Zeit über nach innen zeigt.

Schulterstreckung seitwärts

Diese Übung besticht durch ihren sehr einfachen Ablauf und bringt einen maximalen Trainingseffekt. Achten Sie darauf, die Bewegungen langsam und kontrolliert durchzuführen. Schnelle oder unsaubere Bewegungen minimieren den Erfolg.

Muskelgruppen: Oberarm-, Nacken- und Schultermuskulatur, obere Rückenmuskulatur
Hilfsmittel: Kurzhantel (max. 2 kg), eventuell eine Gymnastikmatte
Ausgangsposition: Vierfüßlerstand

Ausführung

1. Begeben Sie sich in den Vierfüßlerstand. Dabei stehen die Knie hüftbreit auseinander, die Hände sind unter den Schultern mit den Fingerspitzen nach vorn ausgerichtet platziert. Spannen Sie Ihre

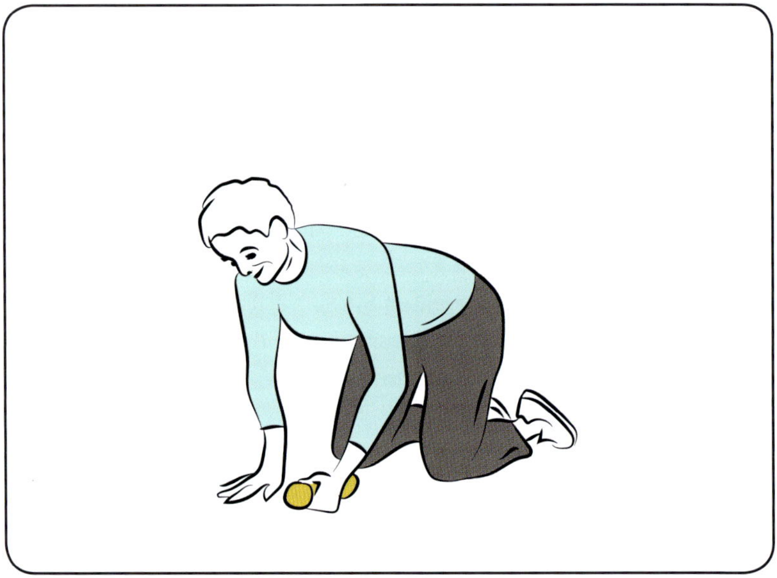

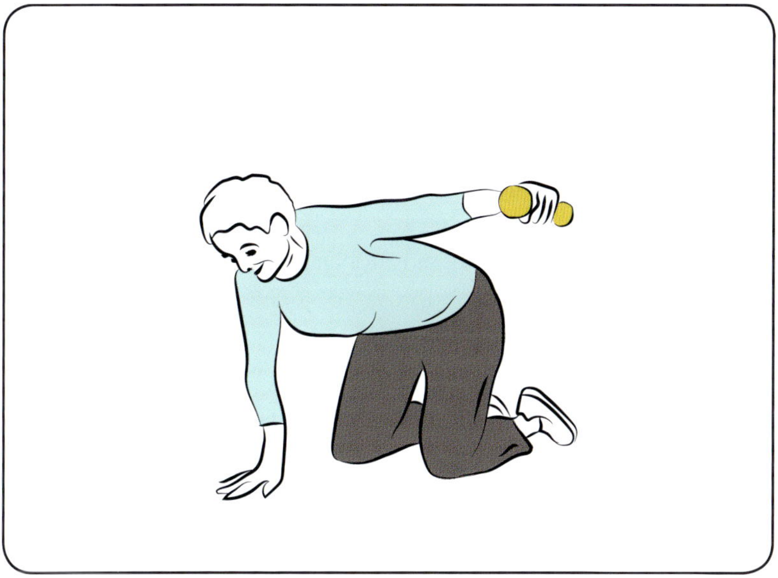

Bauchmuskulatur an und achten Sie darauf, dass Rücken und Nacken eine gerade Linie bilden und Sie kein Hohlkreuz machen. Ihr Blick ist auf den Boden gerichtet.

2. Nehmen Sie die Kurzhantel in die linke Hand und heben Sie den gestreckten Arm zur Seite, jedoch maximal bis auf Schulterhöhe. Achten Sie auf eine Mikrobeuge im Ellenbogen und bemühen Sie sich, den Arm nicht nach vorn oder hinten zu strecken.

3. Lassen Sie den Arm langsam sinken, legen Sie die Hantel jedoch nicht ab, sondern wiederholen Sie das Anheben und Strecken des Armes. Nach mehreren Durchläufen legen Sie die Hantel ab und greifen das Hilfsmittel mit der rechten Hand. Führen Sie dieselbe Anzahl an Wiederholungen durch.

Tipp

- Versuchen Sie die Übung zunächst mit einer leichteren Hantel, die maximal ein Gewicht von einem bis zwei Kilogramm auf die Waage bringt. Steigern Sie das Gewicht erst, wenn Sie mindestens zehn Wiederholungen problemlos absolvieren können.

Armbeugen

Für die Beugung des Ellenbogengelenks sind drei Muskeln verantwortlich: Der Armbeuger, der zweiköpfige Armbeuger und der Oberarmspeichenmuskel. Führen Sie diese Übung mit nach oben zeigenden Handflächen durch, um den zweiköpfigen Armbeuger zu stärken, oder mit nach unten gerichteten Handflächen zum Training der beiden anderen Muskeln.

Muskelgruppen: Armbeuger (Bizeps)
Hilfsmittel: Theraband
Ausgangsposition: Schrittstellung

Ausführung
1. Halten Sie das Theraband locker mit beiden Händen fest, sodass die Mitte des Bandes vor Ihnen auf dem Boden liegt. Die Füße sind hüftbreit auseinander. Treten Sie mit dem rechten Fuß auf das Band.

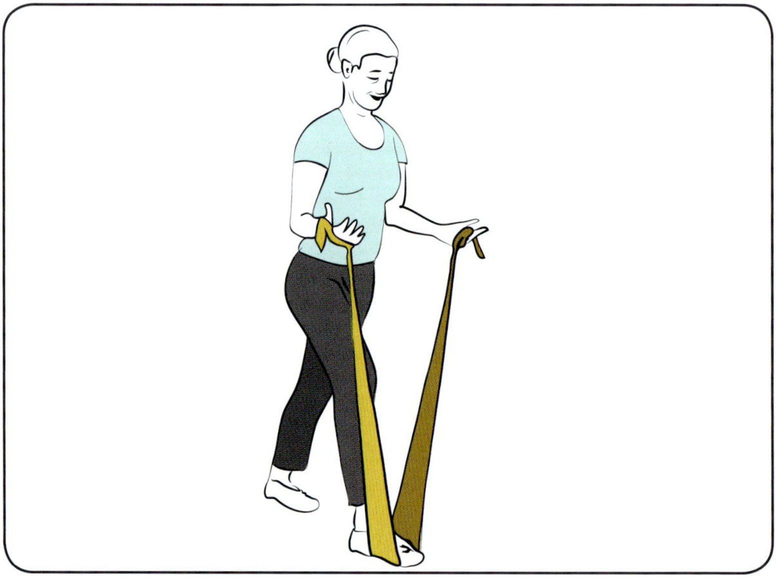

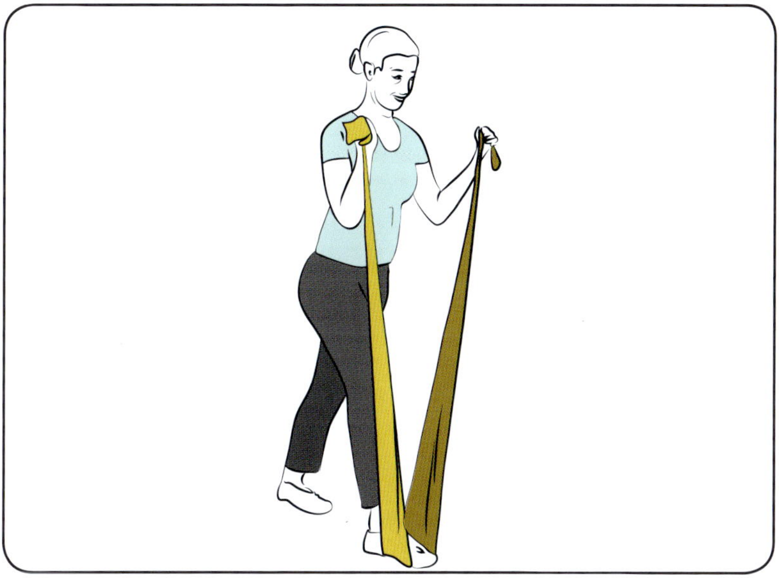

2. Wickeln Sie die Enden des Therabandes doppelt um Ihre Hände, um einen guten und festen Griff zu haben. Die Hände ruhen ungefähr auf Höhe der Taille, die Handflächen zeigen nach oben. Falls im Band noch keine leichte Dehnung vorherrscht, wickeln Sie dieses noch ein weiteres Mal um Ihre Hände.

3. Halten Sie die Ellenbogen auf Taillenhöhe und beugen Sie das Gelenk, sodass die Unterarme nach oben zu den Schultern wandern. Die Handgelenke bilden eine Verlängerung der Unterarme.

4. Lassen Sie die Arme langsam wieder in die Ausgangsposition wandern und führen Sie diesen Bewegungsablauf mehrfach durch.

5. Wechseln Sie die Fußposition und stellen Sie den linken Fuß auf das Theraband. Führen Sie die Übung erneut durch.

Varianten

- Sie können die Übung auch in anderen Schrittstellungen ausführen, z. B. in einem weiten Ausfallschritt. Auch im Parallelstand, mit beiden Füßen auf dem Theraband, können Sie die Armbeugen effektiv durchführen.

Brustdrücken

Diese unkomplizierte Übung unterstützt Ihre Arm- und Schultermuskulatur. Das effektive Training hilft dabei, Verspannungen im Schulterbereich zu minimieren und kann langfristig sogar die Haltung verbessern. Wichtig ist eine korrekte Durchführung der Übung, um die Gelenke nicht zu belasten.

Muskelgruppen: Arm-, Schulter- und Brustmuskulatur
Hilfsmittel: Theraband
Ausgangsposition: Parallelstand

Ausführung

1. Stellen Sie sich mit beiden Beinen fest auf den Boden. Halten Sie den Rücken gerade, während die Füße etwa hüftbreit auseinanderstehen und mit den Fußspitzen nach vorn zeigen. Führen Sie das Theraband flächig etwa in Brusthöhe um Ihren Rücken und unter

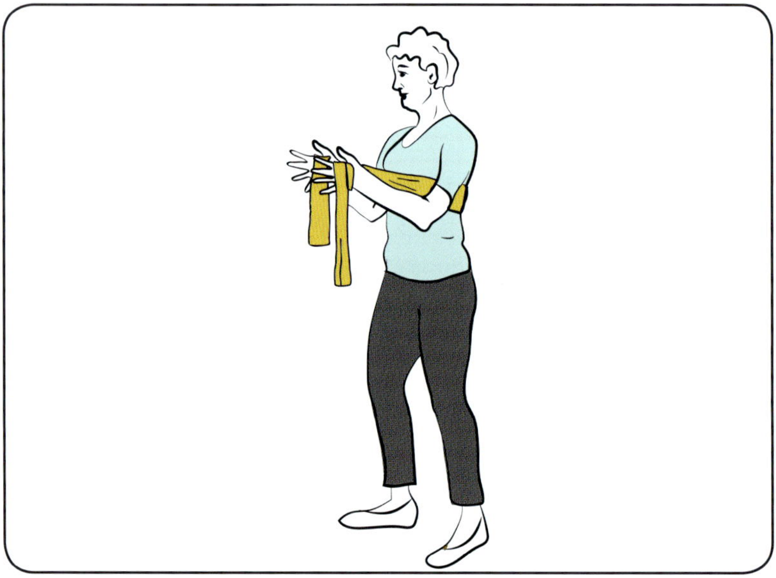

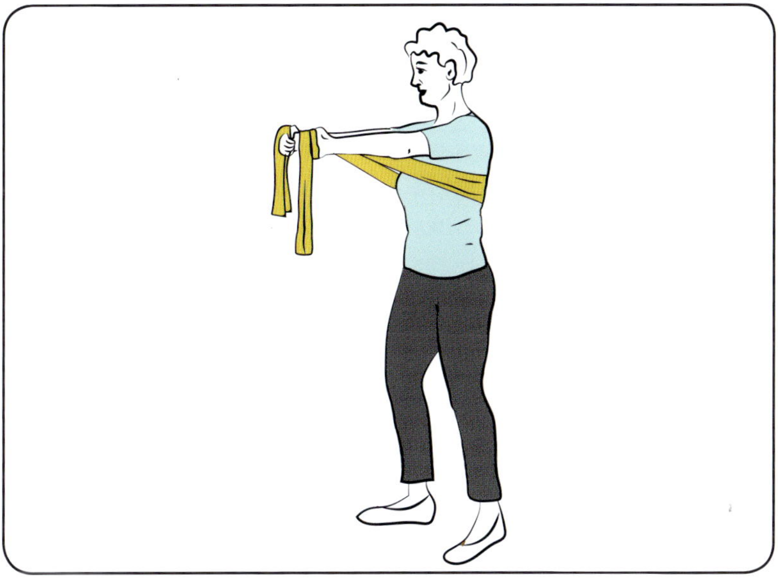

den Armen hindurch nach vorn. Greifen Sie die Enden des Bandes auf Brusthöhe vor dem Körper und wickeln Sie es sich einige Male um die Hände, sodass Sie einen guten Griff haben.

2. Halten Sie die Hände mit dem Theraband knapp vor der Brust. Die Ellenbogen sind angewinkelt und die Unterarme verlaufen parallel zum Boden. Ihre Handflächen zeigen nach innen und das Theraband ist leicht vorgedehnt. Beim Ausatmen strecken Sie nun die Arme geradeaus und arbeiten gegen den Widerstand des Therabandes. Behalten Sie in den Ellenbogen eine Mikrobeuge bei und heben Sie die Arme in etwa auf Schulterhöhe. Halten Sie diese Position für einige Sekunden.

3. Beim Einatmen führen Sie die Arme langsam wieder in die Ausgangsposition zurück, indem Sie die Ellenbogen anwinkeln. Wiederholen Sie die Übung mehrere Male.

Variante

- Probieren Sie, den Übungsablauf in Schrittstellung durchzuführen.

Rückwärts-Kniebeuge

Kniebeugen gehören zu den Klassikern im Bereich des Krafttrainings und fordern normalerweise vor allem die Beinmuskulatur in den Oberschenkeln. Bei dieser abgewandelten Variante sind es hingegen die Muskeln in den Armen, die gestärkt werden.

Muskelgruppen: Schulter- und Oberarmmuskulatur
Hilfsmittel: Stuhl
Ausgangsposition: Parallelstand

Ausführung

1. Schieben Sie den Stuhl mit der Lehne gegen eine Wand und stellen Sie sicher, dass er während der Übung nicht wegrutschen oder umkippen kann.

2. Setzen Sie sich auf die vordere Kante der Sitzfläche und legen Sie die Hände neben die Oberschenkel. Schieben Sie die Hände daraufhin

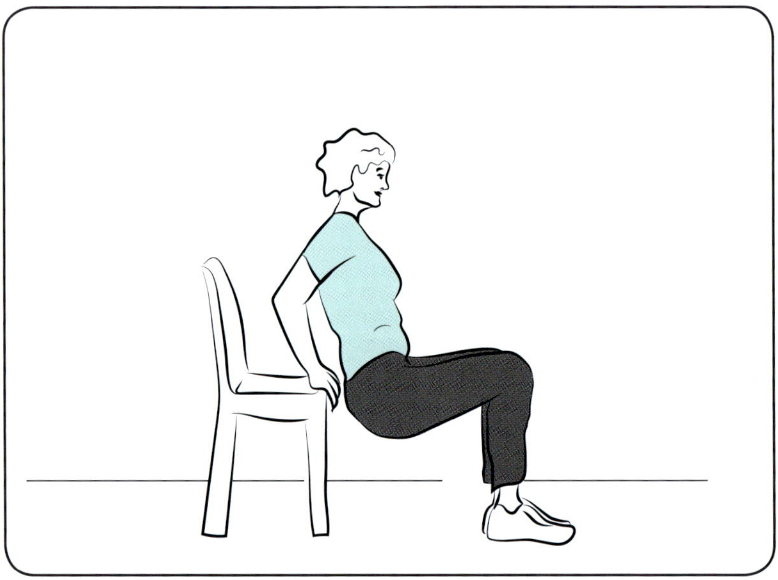

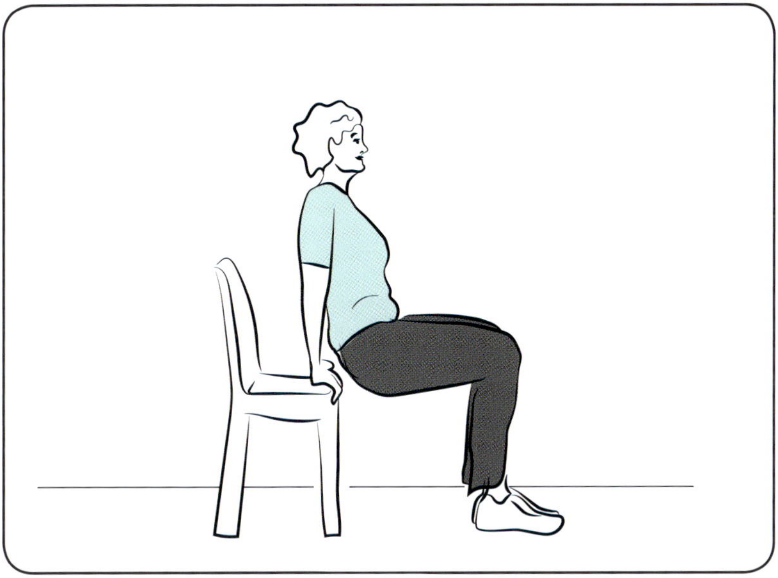

so weit nach vorn, dass Sie den Rand der Sitzfläche mit den Fingern fest umschließen. Die Füße stehen währenddessen fest auf dem Boden, die Knie sind etwa hüftbreit auseinander.

3. Heben Sie nun das Gesäß etwas an und schieben Sie es nach vorn über die Kante der Sitzfläche hinaus. Wandern Sie gleichzeitig mit den Füßen so weit nach vorn, dass Ober- und Unterschenkel im rechten Winkel zueinander stehen.

4. Beugen Sie die Ellenbogen, sodass Sie mit dem Gesäß in Richtung Boden sinken. Halten Sie den Rücken dabei gerade und sinken Sie nur so weit nach unten, wie Sie Ihr Gewicht gut halten können.

5. Drücken Sie sich jetzt wieder nach oben, indem Sie die Arme strecken. Wiederholen Sie die Übung mehrere Male.

Varianten

- Legen Sie ein Gewicht auf Ihren Schoß, um die Übung zu erschweren.
- Strecken Sie während der Kniebeuge ein Bein nach vorn, um die Armmuskulatur noch stärker zu fordern.

Schulterpresse

Wenn Sie häufig Arbeiten über Kopf ausführen, werden Sie merken, wie sehr dabei die Schulter- sowie die hintere Oberarmmuskulatur beansprucht wird. Um gerade diese Muskeln zu trainieren, ist die Schulterpresse ideal geeignet.

Muskelgruppen: Schulter- und Oberarmmuskulatur
Hilfsmittel: Stuhl, Kurzhanteln (max. 2 kg)
Ausgangsposition: Sitz

Ausführung

1. Setzen Sie sich auf einen Stuhl und stellen Sie die Beine locker auf. Die Knie stehen etwa hüftbreit auseinander, die Fußspitzen zeigen nach vorn. Halten Sie etwa auf Schulterhöhe in jeder Hand eine Kurzhantel. Achten Sie darauf, dass die Handflächen nach vorn zeigen und der Blick geradeaus geht.

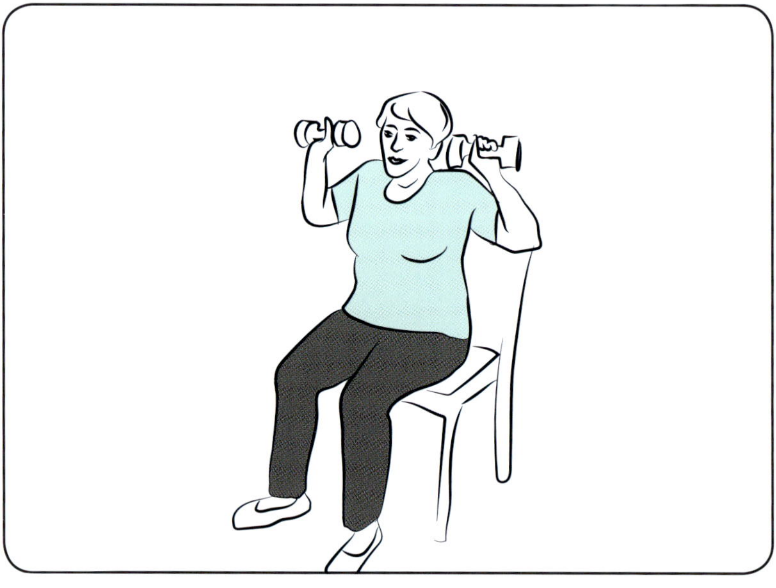

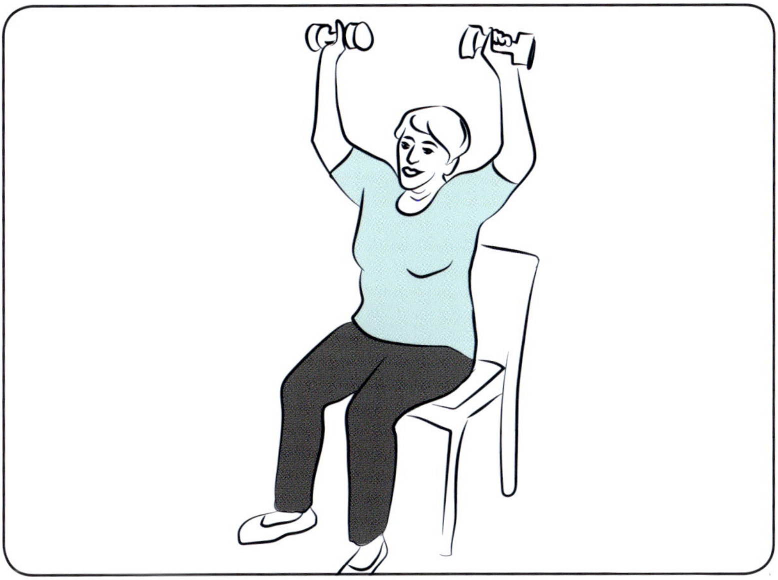

2. Heben Sie jetzt die Kurzhanteln langsam bis über den Kopf, indem Sie die Arme ausstrecken. In den Ellenbogen sollte eine kleine Mikrobeuge vorhanden bleiben, um ein Überstrecken zu vermeiden. Die Hanteln dürfen sich über dem Kopf leicht berühren.

3. Senken Sie die Hanteln langsam und kontrolliert wieder nach unten bis auf Schulterhöhe. Atmen Sie einmal tief durch und wiederholen Sie die Übung anschließend mehrere Male.

Tipps

- Die Trainingseffekte bei dieser Übung sind größer, wenn Sie die Bewegung langsam und gehalten ausführen.
- Achten Sie darauf Nacken und Rücken gerade zu halten. Versuchen Sie außerdem die Schultern möglichst nicht nach oben zu ziehen, sondern entspannt zu lassen.

Übungen für Rücken & Nacken

Rücken- und Nackenbeschwerden häufen sich im Alter und viele Senioren leiden unter Schmerzen und einer eingeschränkten Beweglichkeit. Eine starke und geschmeidige Rückenmuskulatur ist deswegen besonders wichtig. Viele der folgenden Übungen stammen aus dem Yoga- und Pilatesbereich und trainieren Rücken und Nacken sanft und effektiv.

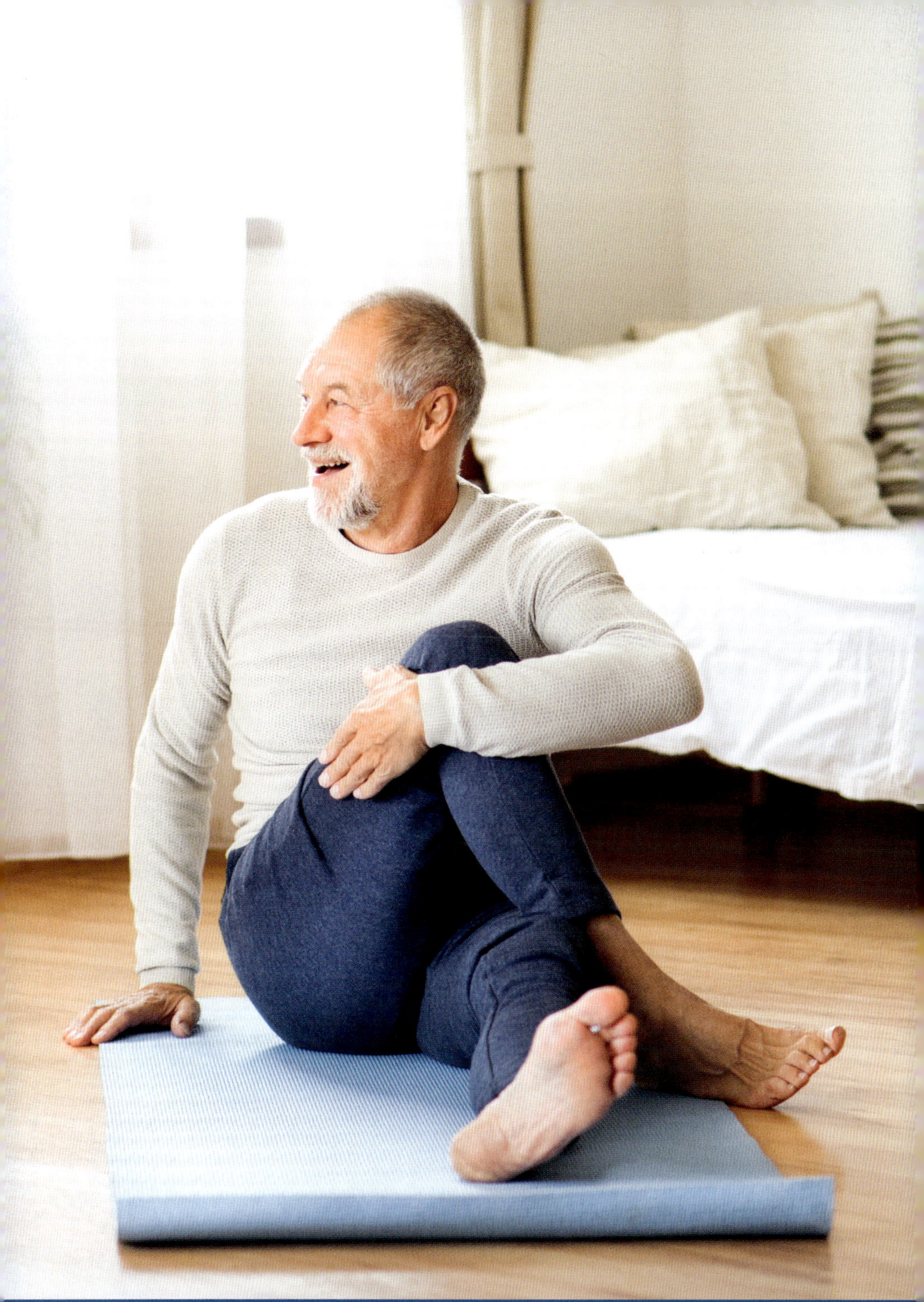

Drehsitz

Diese dem Yoga entstammende Übung ist sehr hilfreich bei Rückenbeschwerden, weil sie die Wirbelsäule mobilisiert und gleichzeitig die entsprechende Muskulatur stärkt. Zudem profitieren auch die Bauchmuskeln vom Trainingseffekt.

Muskelgruppen: Bauch- und Rückenmuskulatur
Hilfsmittel: Stuhl
Ausgangsposition: Sitz

Ausführung

1. Setzen Sie sich seitlich so auf den Stuhl, dass die linke Körperseite zur Rückenlehne zeigt. Die Füße sind fest am Boden verankert, die Fußspitzen zeigen nach vorn und die Knie stehen etwa hüftbreit auseinander. Achten Sie auf einen geraden Oberkörper und greifen Sie mit beiden Händen an die Seiten der Rückenlehne: Mit der rech-

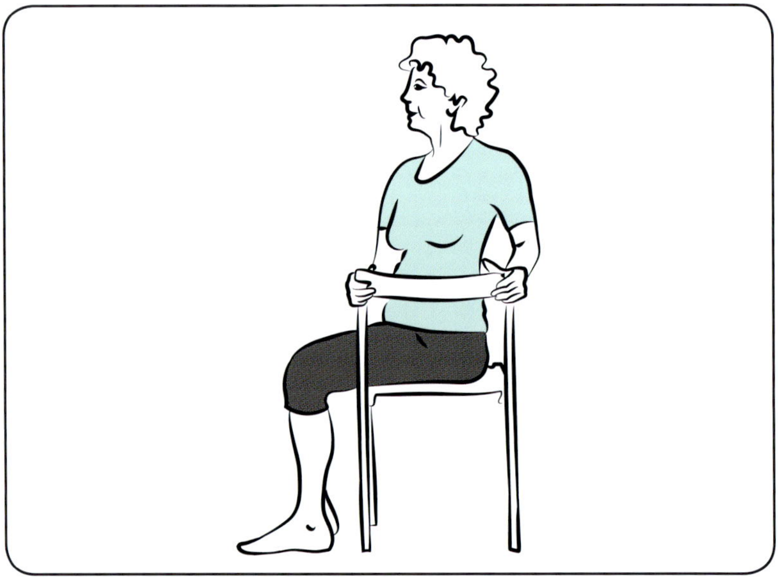

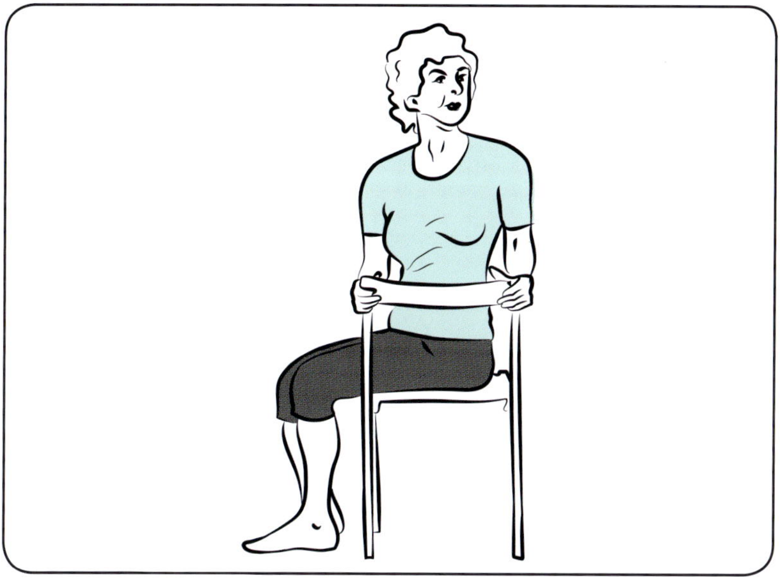

ten Hand greifen Sie die vordere Seite der Rückenlehne, mit der linken Hand die hintere.

2. Atmen Sie tief ein und drehen Sie den Oberkörper mit dem Ausatmen langsam nach links. Drücken Sie hierbei mit der linken Hand fest gegen die Stuhllehne, während Sie mit der rechten Hand kräftig ziehen. Bringen Sie so die rechte Schulter zusammen mit der Rumpfseite in Richtung Stuhllehne. Vermeiden Sie es jedoch, mit der Schulter nach vorn zu kippen. Ziehen Sie stattdessen die Schulterblätter im Rücken zusammen. Drehen Sie den Oberkörper so weit wie möglich, halten Sie die Position für einige Sekunden, ehe Sie in die Ausgangsposition zurückgleiten. Anschließend wiederholen Sie die Übung auf der rechten Seite.

Tipp

- Halten Sie Kopf und Rücken unbedingt gerade. Es hilft, wenn Sie den Blick stets nach vorn richten. Bei der Drehung des Oberkörpers bewegen Sie den Kopf entspannt mit in Richtung Stuhllehne.

Brücke

Diese Übung dient der Rumpfstabilisierung und fordert zudem die Muskulatur im Oberschenkel sowie im Gesäß. Gleichzeitig sorgt Sie für mehr Weite im Brustbereich, was die Entspannung fördert. Auch die Lendenmuskulatur wird durch das Hüftheben entlastet.

Muskelgruppen: Gesäßmuskulatur, Oberschenkelmuskulatur
Hilfsmittel: keines, eventuell eine Gymnastikmatte
Ausgangsposition: Rückenlage

Ausführung

1. Stellen Sie die Beine in Rückenlage angewinkelt auf. Die Arme liegen seitlich neben dem Körper, die Handflächen zeigen nach unten.
2. Verlagern Sie das Gewicht auf die Füße und drücken Sie das Gesäß nach oben. Die Arme und die Schultern bleiben fest am Boden verankert, sie tragen gemeinsam mit den Füßen das Gewicht. Kopf und Na-

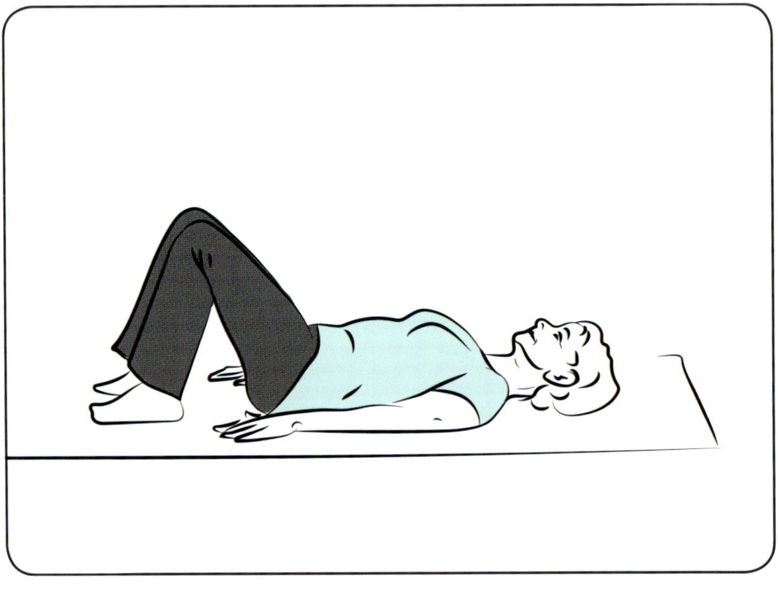

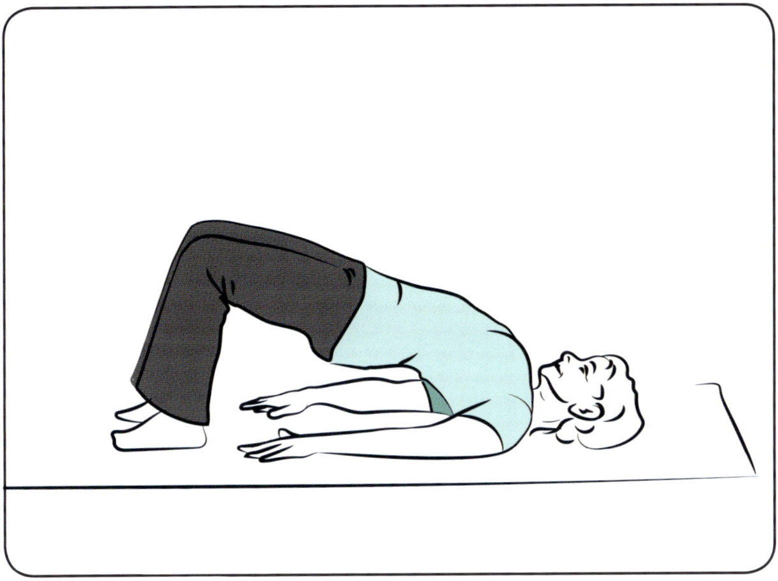

cken verbleiben ebenfalls am Boden, anderenfalls wird die Halswirbelsäule belastet. Halten Sie die Position einige Sekunden lang.

3. Senken Sie das Gesäß langsam und kontrolliert nach unten. Wiederholen Sie die Übung einige Male.

Tipps

- Versuchen Sie während der gesamten Übung langsam und fließend zu atmen.
- Achten Sie darauf, dass während der Übung kein Hohlkreuz entsteht und lassen Sie die Kiefermuskulatur locker und entspannt.
- Wenn Sie bei angehobenem Gesäß zusätzlich die Beckenmuskulatur anspannen, kommen Sie gleichzeitig in den Genuss eines effektiven Beckenbodentrainings.

Variante

- Eine leichtere Variante für Einsteiger: Heben Sie das Gesäß an und stützen Sie die Hüfte von unten mit den Händen. Die Ellenbogen sind hierbei angewinkelt.

Superman

Diese Übung mag im ersten Moment recht unkompliziert erscheinen, verlangt der Bauch-, Rücken- und Gesäßmuskulatur aber einiges ab. Mithilfe der verschiedenen Varianten können Sie den Schwierigkeitsgrad individuell verändern.

Muskelgruppen: gerade und seitliche Bauchmuskulatur, Gesäßmuskulatur, Rückenstrecker
Hilfsmittel: keines, eventuell eine Gymnastikmatte
Ausgangsposition: Bauchlage

Ausführung

1. Legen Sie sich auf den Bauch, während Sie die Beine nach hinten und die Arme nach vorn strecken. Die Fußsohlen zeigen nach oben, die Handflächen sind nach unten ausgerichtet und die Fingerspitzen weisen nach vorn vom Körper weg.

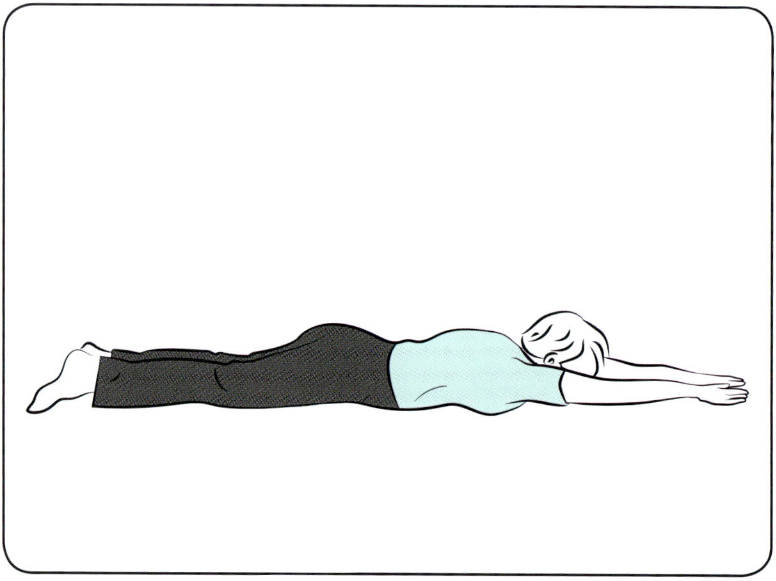

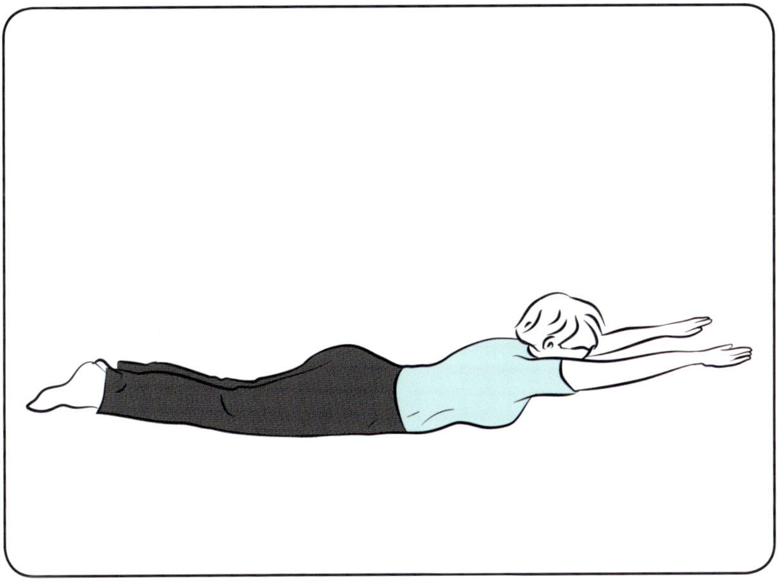

2. Spannen Sie jetzt Bauch und Gesäß an und heben Sie gleichzeitig Beine und Arme nach oben. Es geht nicht um die Größe des Abstands zwischen Armen und Beinen zum Boden, sondern darum, dass diese gestreckt für einige Sekunden in dieser Position verbleiben. Senken Sie Arme und Beine ab und wiederholen Sie die Übung mehrmals.

Varianten

- Erschwerte Variante: Heben Sie Arme und Beine so hoch, wie es schmerzfrei möglich ist. Wenn Sie die Extremitäten senken, halten Sie kurz vor dem Absetzen inne und heben Sie sie erneut in die höchste Position.
- Leichtere Variante: Trainieren Sie Arme und Beine getrennt voneinander, indem Sie zuerst nur die Arme und dann nur die Beine heben und senken.
- Noch schwieriger wird es, wenn Sie die Hände an die Schläfen nehmen, während die Ellenbogen nach außen zeigen. Heben Sie nun Arme und Beine an und drehen Sie Kopf- und Schulterbereich leicht nach links und rechts.

Pfeil

Eine starke Muskulatur in Schulter-, Nacken- und Rückenbereich hilft Schmerzen zu vermeiden. Diese Übung sorgt genau hier für Dehnung und Training. Für einen ganzheitlichen Effekt sollten Sie anschließend die Stellung des Kindes (siehe S. 158) ausführen, die im Kapitel Cool-down/Dehnen vorgestellt wird.

Muskelgruppen: Schulter- und Rückenmuskulatur
Hilfsmittel: Kissen, Handtuch, eventuell eine Gymnastikmatte
Ausgangsposition: Bauchlage

Ausführung

1. Legen Sie sich bäuchlings auf den Boden, lassen Sie die Stirn auf einem zusammengerollten Handtuch und den Bauch auf einem Kissen ruhen. Nehmen Sie gegebenenfalls zwei weitere Kissen zur Hilfe, die Sie unter den Schultern positionieren. Die Arme liegen mit den

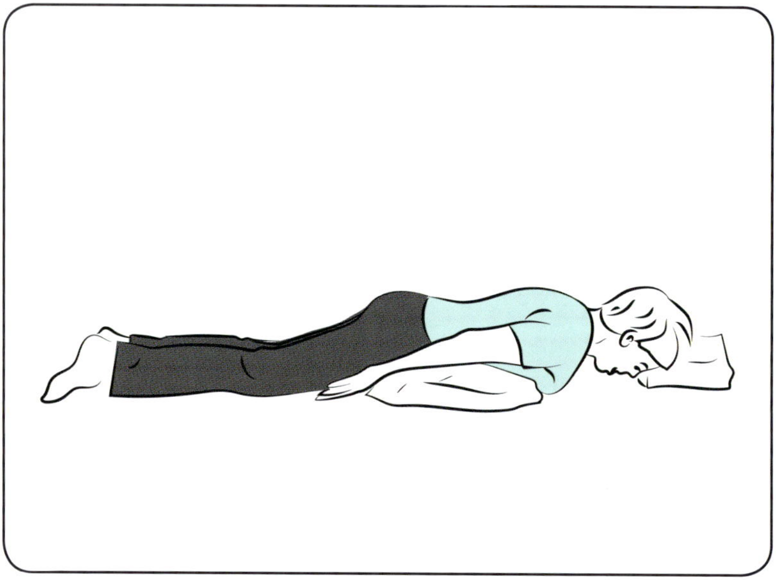

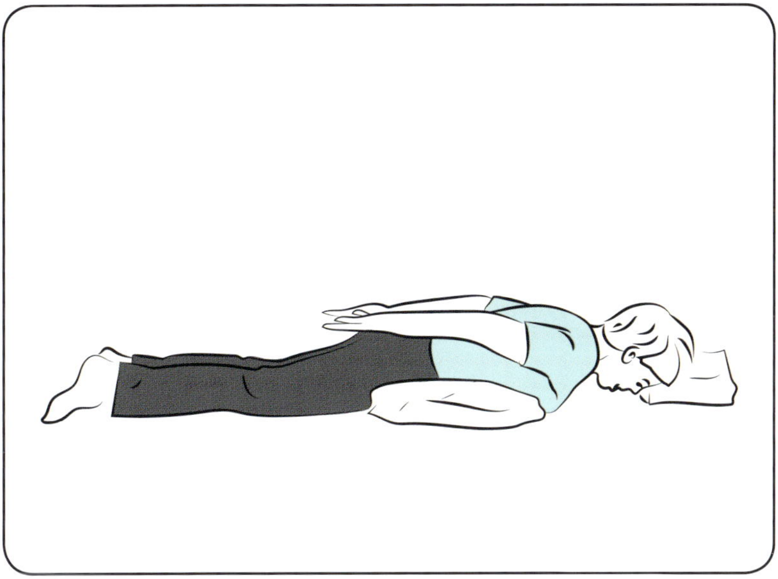

Handflächen nach oben an den Körperseiten, die Beine sind hüftbreit auseinander und die Fersen leicht nach innen gedreht.

2. Atmen Sie aus und ziehen Sie den Bauchnabel in Richtung Wirbelsäule. Schieben Sie gleichzeitig die Hände bis zur Höhe des Gesäßes nach oben. Der Kopf ruht weiterhin entspannt auf dem Kissen. Halten Sie die Position einige Sekunden und spüren Sie die Dehnung.

3. Lassen Sie die Hände wieder absinken und wiederholen Sie die Übung einige Male.

Variante

- Heben Sie die Handflächen in Gesäßhöhe und gleichzeitig Kopf und Brustbein an. Das stärkt zusätzlich die Bauch- und Nackenmuskulatur. Legen Sie jedoch nicht den Kopf in den Nacken, sondern achten Sie darauf, dass die Wirbelsäule eine gerade Linie bildet.

Tipp

- Liegen gesundheitliche Probleme im Nacken- oder Rückenbereich vor, kann diese Übung unter Umständen nicht empfehlenswert sein.

Katze – Kuh

Die Übung ist ein Yoga-Klassiker, der für eine Mobilisierung der Wirbelsäule sorgt und Dehnung für Rücken und Nacken verspricht. Die Durchführung an einem Stuhl macht die Übung für alle Anfänger leichter.

Muskelgruppen: Bauch-, Rücken-, Schulter- und Nackenmuskulatur
Hilfsmittel: Stuhl
Ausgangsposition: Parallelstand

Ausführung

1. Stellen Sie sich ungefähr eine Schrittlänge entfernt vor den Stuhl. Die Füße stehen etwa hüftbreit auseinander, der Rücken ist gerade. Beugen Sie nun den Oberkörper im rechten Winkel nach vorn und stellen Sie die Handflächen auf der Sitzfläche des Stuhls ab. Achten Sie darauf, dass die Beine gerade bleiben, eine Mikrobeuge ist erlaubt.

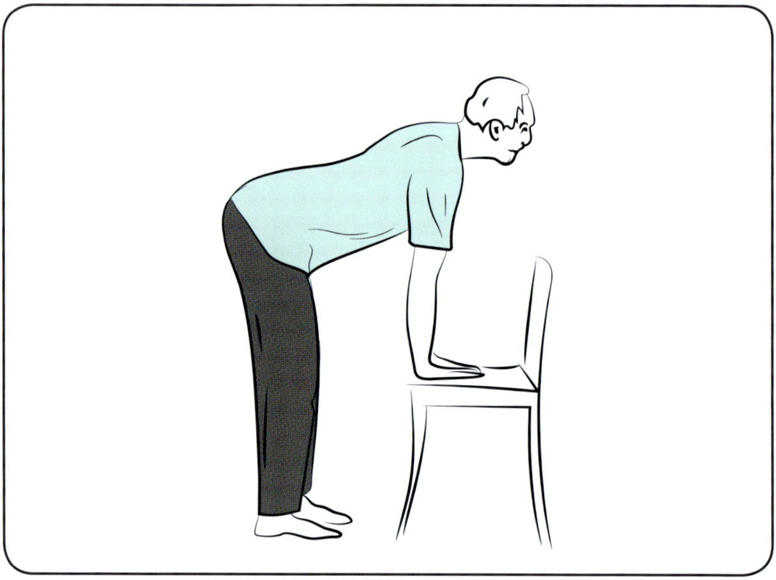

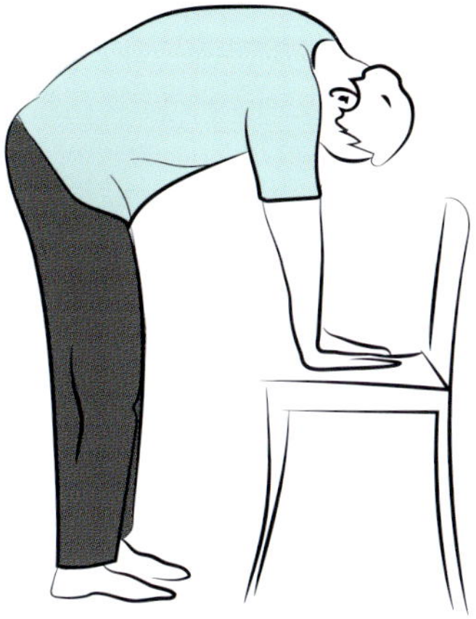

2. Beim Einatmen gehen Sie ins geführte Hohlkreuz und lassen den Rücken nach unten sinken. Werden Sie in den Schulterblättern weich und richten Sie den Blick entspannt nach vorn. Überstrecken Sie den Hals nicht.

3. Beim Ausatmen machen Sie einen Katzenbuckel und lassen den Kopf nach unten sinken. Spüren Sie, wie Ihre Schulterblätter sich auseinanderschieben und die Nackenmuskulatur sich dehnt. Ziehen Sie den Bauchnabel in Richtung Wirbelsäule und halten Sie die Spannung. Wiederholen Sie die Übung mehrfach.

Variante

- Begeben Sie sich in den Vierfüßlerstand. Stellen Sie die Fußballen auf, die Handflächen liegen unter den Schultern. Führen Sie nun die Übung langsam und kontrolliert aus.

Tipp

- Bei Schmerzen im Nacken sollte die Halswirbelsäule gerade bleiben und nicht nach oben oder unten gebeugt bzw. gestreckt werden.

Hackmesser

Diese Übung konzentriert sich vor allem auf die Lendenwirbelsäule, die im Alltag häufig stark beansprucht, aber nur selten gezielt trainiert und somit entlastet wird. Gleichzeitig dient das Hackmesser der Stabilisierung der gesamten Wirbelsäule.

Muskelgruppen: Rückenmuskulatur
Hilfsmittel: keines
Ausgangsposition: Parallelstand

Ausführung

1. Stellen Sie sich mit geradem Rücken aufrecht hin. Die Füße stehen etwa hüftbreit auseinander, wobei die Fußspitzen leicht nach außen zeigen. Gehen Sie in die Knie, schieben Sie das Gesäß nach hinten und beugen Sie den Oberkörper um 45 Grad aus der Hüfte nach vorn. Achten Sie darauf, dass Sie den Rücken dabei gestreckt lassen.

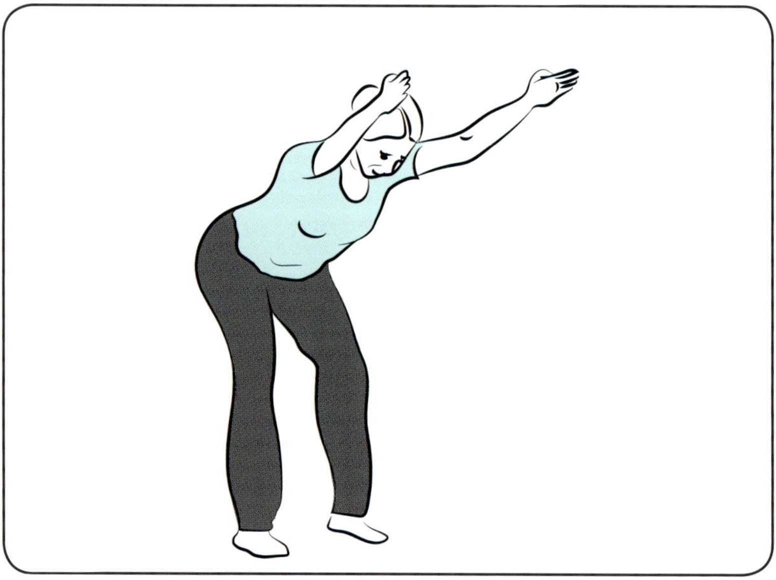

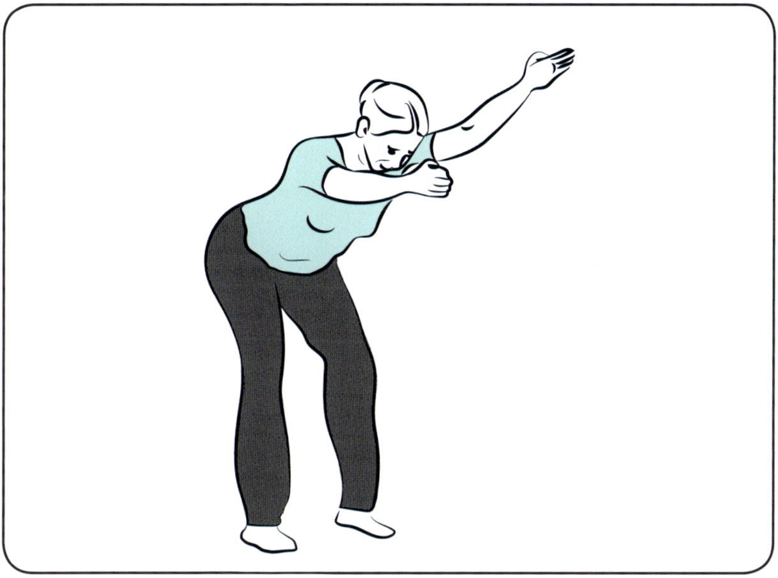

2. Heben Sie nun beide Arme nach vorne und oben an, sodass sie in Verlängerung Ihrer Wirbelsäule stehen. Halten Sie den Blick in Richtung Boden geneigt, aber lassen Sie den Kopf nicht hängen.
3. Bewegen Sie jetzt die Arme in kleinen, schnellen Bewegungen abwechselnd wie ein Hackmesser auf und ab. Wiederholen Sie die Übung mehrfach, bevor Sie sich langsam wieder aufrichten.

Variante

- Anstatt die Arme in Kopfhöhe zu heben und die Hackbewegungen auszuführen, strecken Sie die Arme nur so weit aus, dass sie parallel zu den Oberschenkeln ausgerichtet sind. Dadurch wird die Übung leichter, ist gleichzeitig aber auch weniger effektiv.

Tipps

- Achten Sie beim Anheben der Arme darauf, dass Sie die Halswirbelsäule nicht überstrecken, indem Sie den Kopf in den Nacken legen. Versuchen Sie außerdem ein Anheben der Schultern zu vermeiden, da dies zu Verspannungen führen kann.

Rudern

Beim Rudern werden verschiedene Muskelgruppen trainiert, insbesondere die obere Rückenmuskulatur. Dies sorgt für eine gute Körperhaltung, was wiederum hilft, Verspannungen abzubauen und Schmerzen vorzubeugen. Diese einfache Übung mit dem Theraband kann zwar ein teures Rudergerät nicht ersetzen, ist für den täglichen Gebrauch aber praktischer.

Muskelgruppen: Brust-, Arm und Rückenmuskulatur
Hilfsmittel: Theraband, eventuell eine Gymnastikmatte
Ausgangsposition: Sitz

Ausführung

1. Setzen Sie sich auf den Boden und strecken Sie die Beine mit leicht gebeugten Knien aus. Die Füße sollten etwa hüftbreit auseinanderstehen, die Fußspitzen nach oben zeigen.

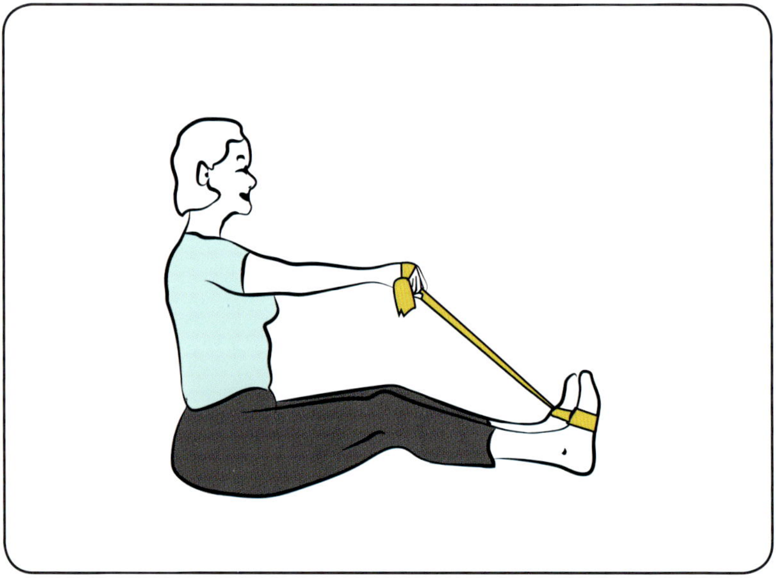

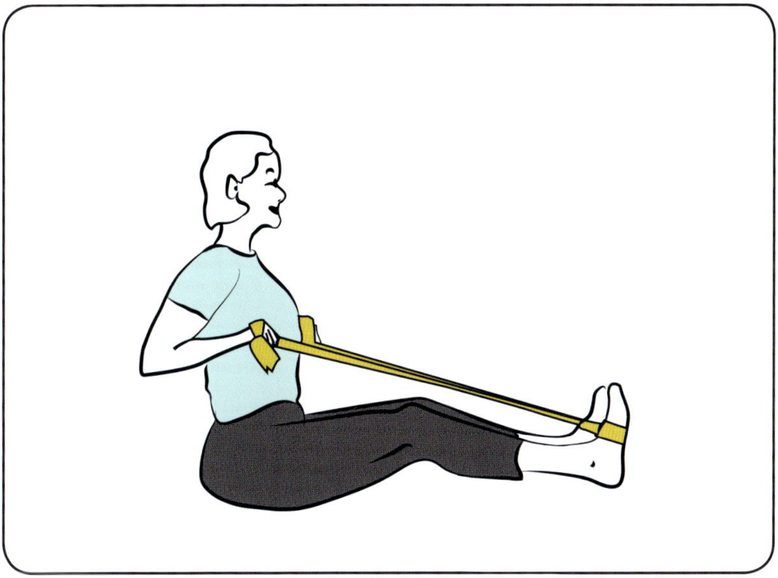

2. Schlingen Sie das Therabend mittig um die Füße, halten Sie die Enden des Bandes in den Händen und ziehen Sie es bis zu den Knien hoch. Überkreuzen Sie hier das Band und schlingen Sie die Enden so um Ihre Hände, dass diese sich bei ausgestreckten Armen über den Knien befinden. Das Theraband sollte jetzt leicht vorgedehnt sein.
3. Ziehen Sie nun wie beim Rudern die Ellenbogen dicht am Körper nach hinten, sodass das Theraband sich dehnt. Achten Sie darauf, dass Sie die Schultern nicht nach oben ziehen und den Oberkörper gerade lassen. Auch die Handgelenke sollten nicht abknicken, sondern eine Linie mit den Unterarmen bilden.
4. Halten Sie die Position für einen Moment, ehe Sie in die Ausgangsstellung zurückkehren und die Übung mehrere Male wiederholen.

Variante

- Ziehen Sie nur den linken oder nur den rechten Arm nach hinten. Stellen Sie die Füße etwas weiter auseinander und verkürzen Sie so das Theraband für mehr Kraftaufwand bei der Durchführung.

Wirbelsäulen-Mobilisation

Wer tagsüber viel sitzt, leidet häufig unter Verspannungen und Schmerzen im unteren Rücken. Eine Mobilisierung der Lendenwirbelsäule kann derartigen Beschwerden vorbeugen. Sie dehnt die seitliche Rumpfmuskulatur und lässt sich hervorragend in den täglichen Trainingsablauf integrieren.

Muskelgruppen: Schulter-, Nacken- und seitliche Rumpfmuskulatur
Hilfsmittel: Stuhl, Theraband
Ausgangsposition: Sitz

Ausführung

1. Legen Sie das Theraband zunächst quer über die Sitzfläche des Stuhls. Setzen Sie sich anschließend mit dem Gesäß auf das Band und wickeln Sie sich die Enden so um die Hände, dass Sie einen sicheren Griff haben. Achten Sie auf einen geraden Rücken, die

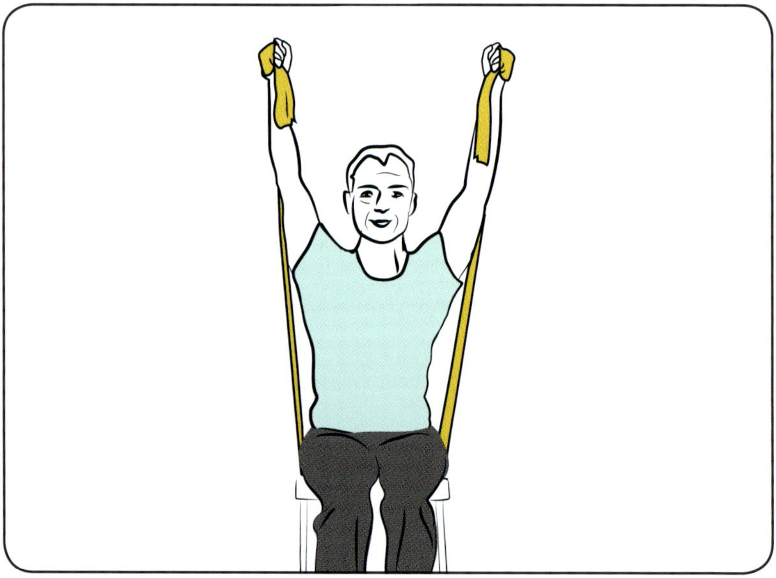

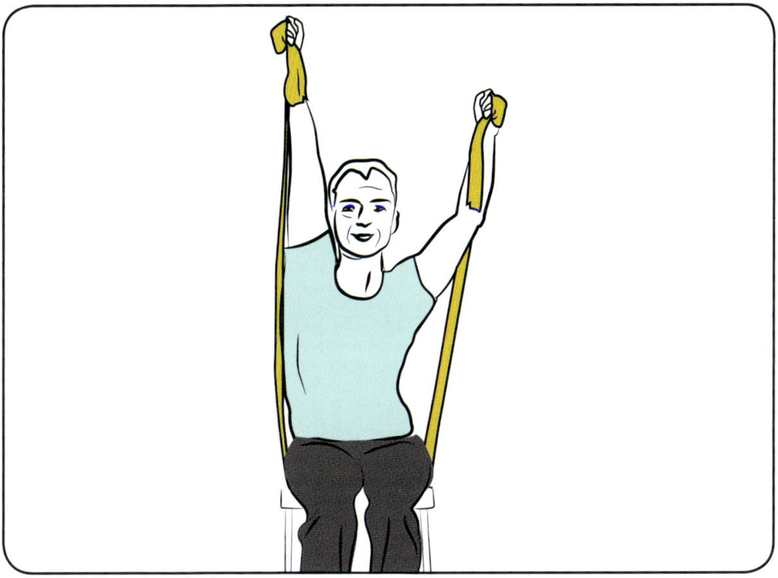

Füße sind fest im Boden verankert, die Knie stehen etwa hüftbreit auseinander.

2. Heben Sie nun die ausgestreckten Arme kontrolliert nach oben. Achten Sie dabei auf eine Mikrobeuge im Ellenbogen, damit die Arme nicht überstrecken. Das Theraband sollte nun leicht vorgedehnt sein.

3. Heben Sie jetzt die linke Gesäßhälfte leicht an und schieben Sie parallel dazu den gestreckten rechten Arm noch weiter in Richtung Zimmerdecke. Achten Sie darauf, dass Ihr Rücken gerade ausgerichtet und auch der rechte Arm weiterhin ausgestreckt bleibt.

4. Halten Sie die Position einen Moment lang und kehren Sie dann langsam in die Ausgangsposition zurück. Wechseln Sie die Seiten und führen Sie die Übung mehrmals durch.

Tipp

- Halten Sie den Blick während der Durchführung geradeaus und achten Sie darauf, dass Sie weder den Kopf drehen, noch in den Nacken legen oder hängen lassen.

Übungen für Bauch & Hüfte

Viele wissen nicht, dass bei einen starken Rücken auch die Bauchmuskeln aktiv beteiligt sind. Trainieren Sie also mit folgenden Übungen unbedingt die Gegenspielermuskeln im Bauch, damit Rückenschmerzen der Vergangenheit angehören. Zudem finden Sie in folgendem Kapitel Übungen für das Hüftgelenk, das im Alter oft Beschwerden bereitet. Mit dem „Hüftöffner“ und dem „Hüftlöser“ bleibt dieses beweglich und geschmeidig.

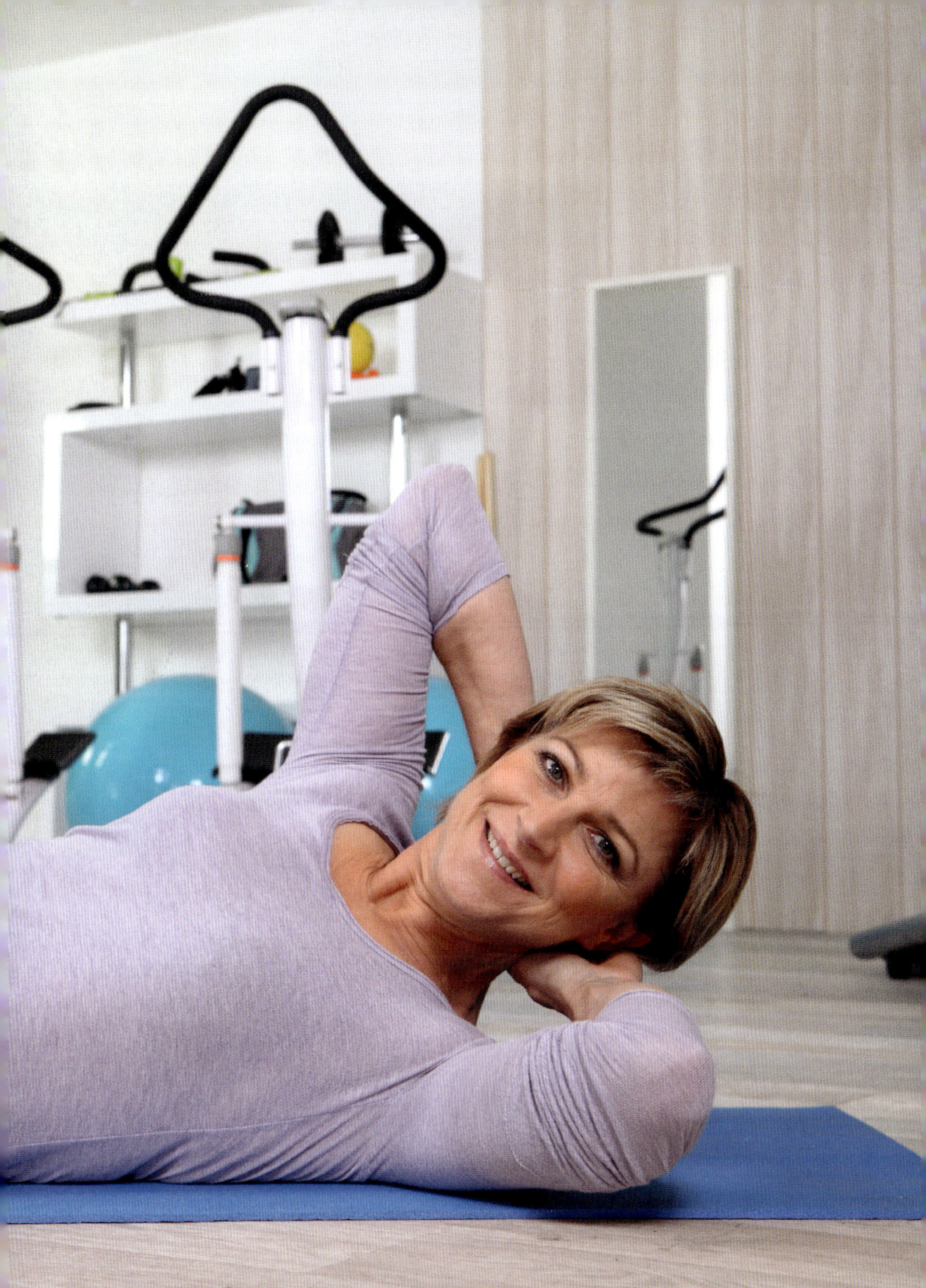

Pilates-Sit-Up

Klassische Sit-Ups haben mit dieser aus dem Pilates stammenden Übung wenig zu tun, weil sie langsamer und kontrollierter umgesetzt wird. So werden die Muskeln in der Bauchregion gezielt aktiviert.

Muskelgruppen: schräge, seitliche und gerade Bauchmuskulatur
Hilfsmittel: Kissen, Handtuch, eventuell eine Gymnastikmatte
Ausgangsposition: Rückenlage

Ausführung

1. Begeben Sie sich in Rückenlage und legen Sie ein gefaltetes Handtuch unter den Kopf. Stellen Sie die Beine auf, sodass die Füße hüftbreit auseinanderstehen. Stecken Sie ein kleines Kissen zwischen die Knie. Die Hände ruhen auf den Oberschenkeln.

2. Atmen Sie aus und ziehen Sie den Bauchnabel in Richtung Wirbelsäule. Schieben Sie die Hände auf den Oberschenkeln in Richtung

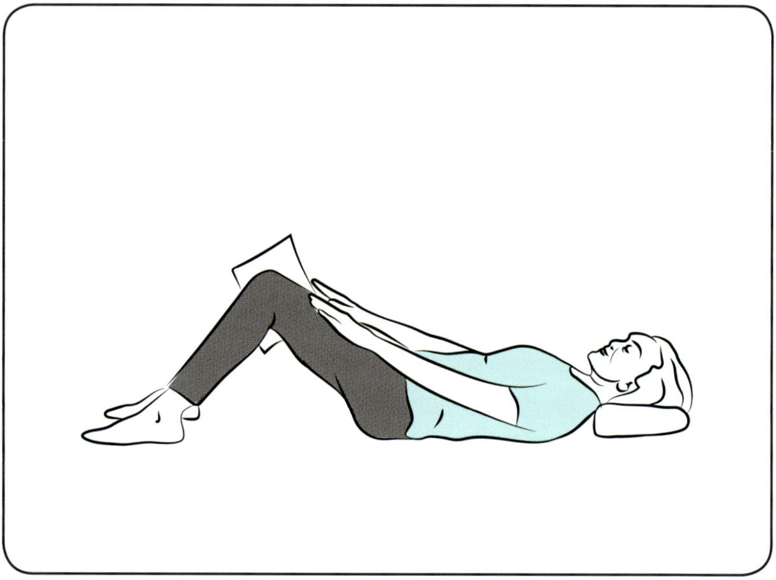

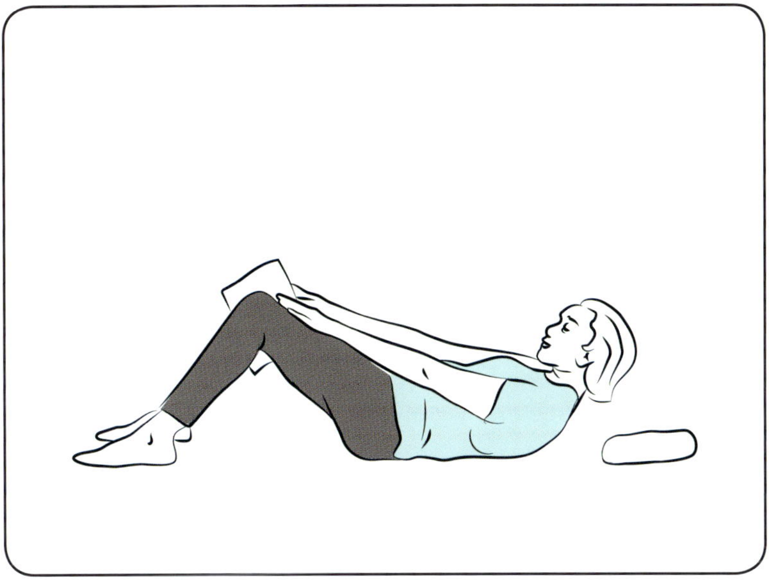

Knie, während die Schultern sanft nach unten sinken. Heben Sie Oberkörper und Kopf gleichzeitig wenige Zentimeter an und halten Sie diese Position. Rücken, Gesäß und Füße bleiben auf dem Boden liegen.

3. Lassen Sie sich langsam wieder zurücksinken und wiederholen Sie die Übung mehrere Male.

Tipps

- Ihr Rücken liegt während der Übungsdurchführung nicht flach auf dem Rücken? Stellen Sie einen kleinen Hocker oder ein Kissen unter Ihre Füße.
- Die Bauchmuskeln fest anzuspannen, während Sie Kopf und Oberkörper leicht anheben, ist wichtig, um Spannungen im unteren Rücken zu vermeiden.
- Lassen Sie Gesichts-, Kiefer- und Nackenmuskulatur entspannt und ziehen Sie den Oberkörper nicht mit dem Kopf oder den Schultern nach oben, sondern lassen Sie den Bauch arbeiten.

Schräger Pilates-Sit-Up

Diese schräg ausgeführten Pilates-Sit-Ups unterscheiden sich von herkömmlichen Sit-Ups durch die langsamere Ausführung. Außerdem kommen Kopf und Körper weniger weit in die Höhe. Das Geheimnis einer guten Durchführung ist die Anspannung in der Bauchmuskulatur.

Muskelgruppen: schräge Bauchmuskulatur
Hilfsmittel: Handtuch, Kissen, eventuell eine Gymnastikmatte
Ausgangsposition: Rückenlage

Ausführung

1. Legen Sie sich auf den Rücken. Die Knie sind angewinkelt, die Füße stehen etwa hüftbreit voneinander entfernt. Stecken Sie ein kleines Kissen zwischen die Knie, der Kopf ruht auf einem gefalteten Handtuch. Verschränken Sie die Arme hinter dem Kopf.

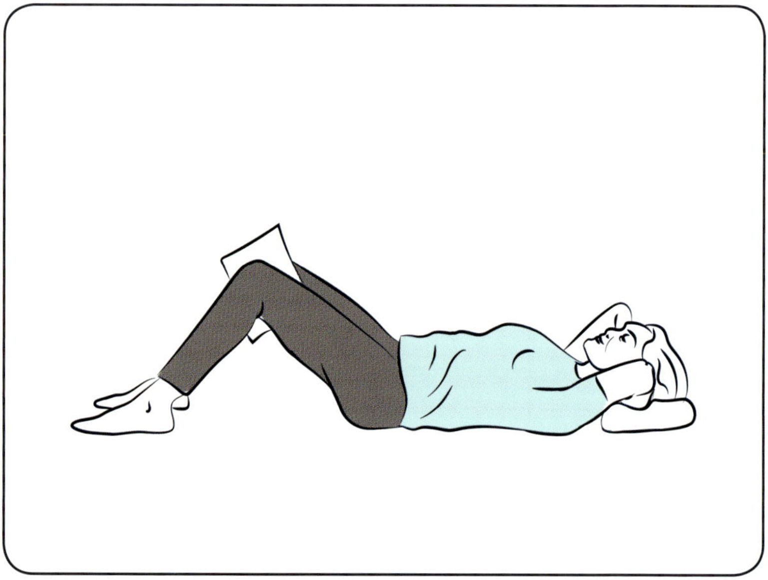

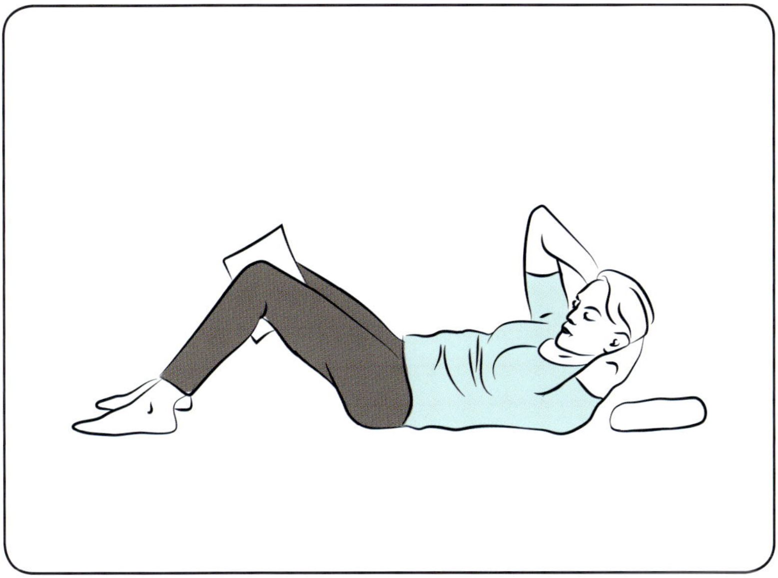

2. Atmen Sie aus und ziehen Sie dabei den Bauchnabel in Richtung Wirbelsäule. Spannen Sie die Bauchmuskulatur an und heben Sie die rechte Schulter. Führen Sie gleichzeitig den rechten Ellenbogen in die Richtung der linken Hüfte. Halten Sie diese Position.

3. Rollen Sie die Schulter langsam wieder nach unten und legen Sie den Kopf sanft auf dem Handtuch bzw. dem Kissen ab. Wiederholen Sie die Übung mit beiden Seiten mehrere Male.

Variante

- Beim Hochkommen lösen Sie die rechte Hand vom Hinterkopf und strecken sie diagonal über das linke Knie.

Tipp

- Falls Sie beim Hochkommen eine unangenehme Spannung im Nackenbereich spüren, legen Sie das Handtuch unter Kopf, Nacken und oberen Rücken. Greifen Sie das Handtuch an den Ecken und ziehen Sie beim Hochkommen daran, sodass die Nackenmuskulatur entlastet wird.

Umgekehrtes Abrollen

Diese Übung dient der Kräftigung und ist in gewisser Weise eine umgekehrte Version des Pilates-Sit-Ups. Sie dient dazu, die Baumuskulatur zu stärken, während Schultern und Rücken gelockert werden. Daher eignet sich diese Übung ideal für alle, die bei herkömmlichen Sit-Ups im Nackenbereich verkrampfen.

Muskelgruppen: Bauchmuskulatur
Hilfsmittel: keines, eventuell eine Gymnastikmatte
Ausgangsposition: Sitz

Ausführung

1. Setzen Sie sich auf den Boden und stellen Sie die Füße auf. Achten Sie auf einen geraden Rücken, Ihr Blick ist nach vorn ausgerichtet. Heben Sie die Arme auf Schulterhöhe, die Handflächen weisen nach unten und die Fingerspitzen vom Körper weg.

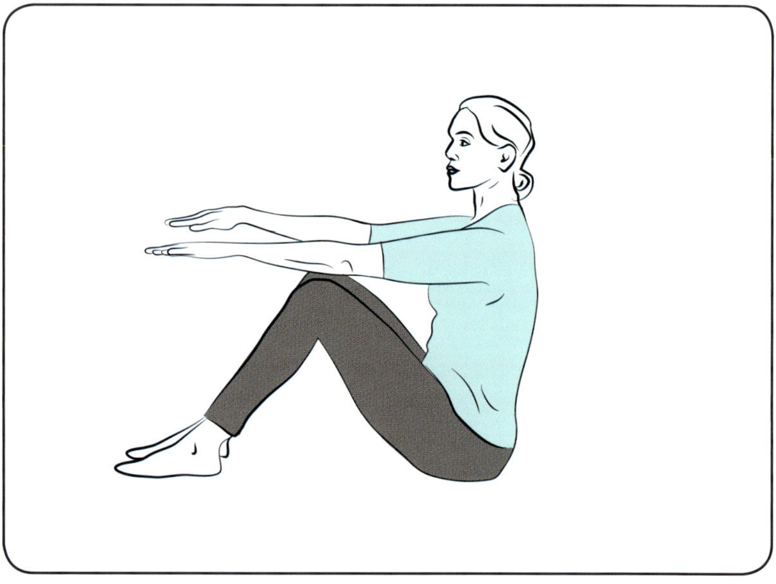

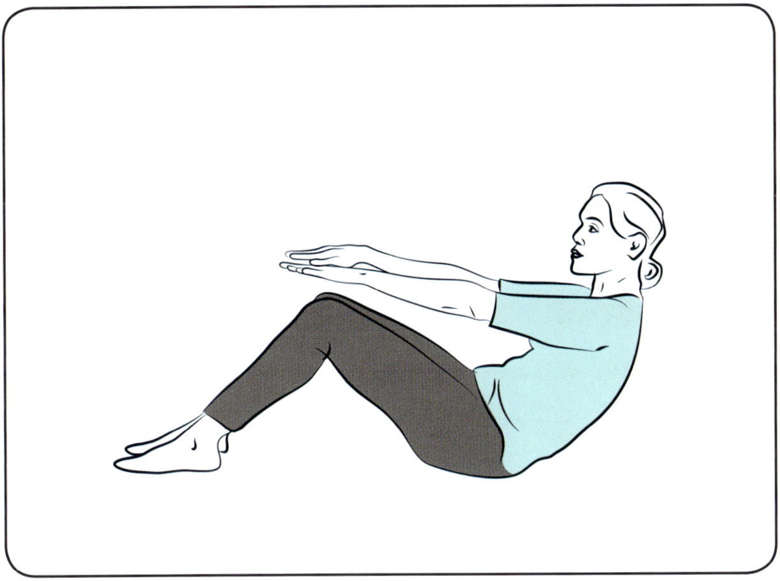

2. Beim Ausatmen ziehen Sie den Bauchnabel in Richtung Wirbelsäule und spannen die Bauchmuskulatur an. Rollen Sie sich nun langsam, Wirbel für Wirbel nach hinten. Die Bauchmuskeln kontrollieren diese Bewegung, der Rücken bleibt die ganze Zeit über gerade, die Füße haften am Boden. Rollen Sie sich so weit nach hinten, wie Sie das Gleichgewicht gerade noch halten können. An diesem Punkt sind die Trainingseffekte für die Bauchmuskeln am stärksten. Halten Sie die Position einige Sekunden lang.
3. Beim Einatmen ziehen Sie sich mit Händen und Bauchmuskulatur wieder nach vorn in die aufrechte Position. Achten Sie weiterhin darauf den Rücken gerade zu halten und wiederholen Sie die Übung anschließend mehrfach.

Tipp

- Wenn es Ihnen schwerfällt, sich wieder in die Ausgangsposition zu begeben, greifen Sie mit den Händen in die Kniekehlen und ziehen Sie sich langsam wieder nach vorn.

Boot

Die Übung trainiert die Bauchmuskeln und sorgt für mehr Stabilität und Entlastung im unteren Rücken. Gleichzeitig werden Gleichgewichtssinn und Balance gefordert. Je nach Ausführung werden auch Muskelgruppen in Brust, Wade, Schulter und Armen gestärkt.

Muskelgruppen: Bauchmuskulatur, Oberschenkelmuskulatur, Rückenstrecker, Lendenmuskeln
Hilfsmittel: keines, eventuell eine Gymnastikmatte
Ausgangsposition: Sitz

Ausführung
1. Setzen Sie sich mit ausgestreckten Beinen auf den Boden. Greifen Sie unterhalb der Knie unter die Beine und winkeln Sie diese an. Ziehen Sie die Beine in Richtung Oberkörper heran, bis sich die Füße vom Boden heben. Der Oberkörper ist aufgerichtet, der Rücken gerade.

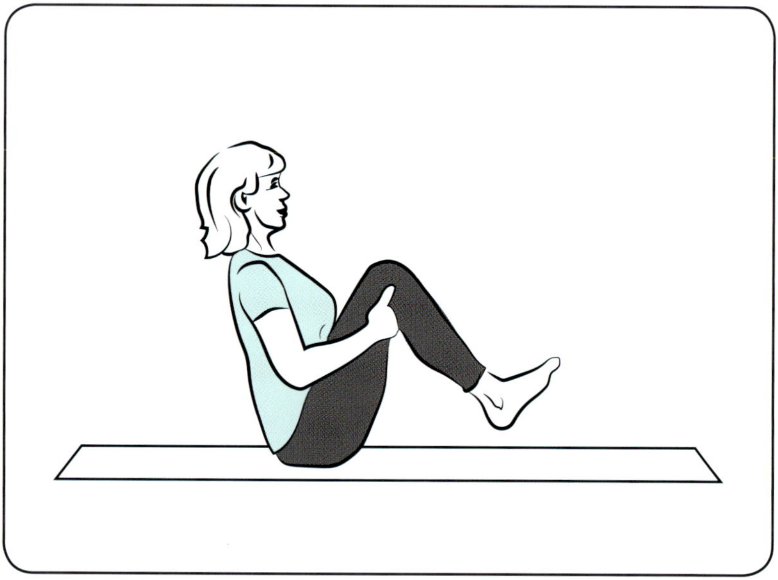

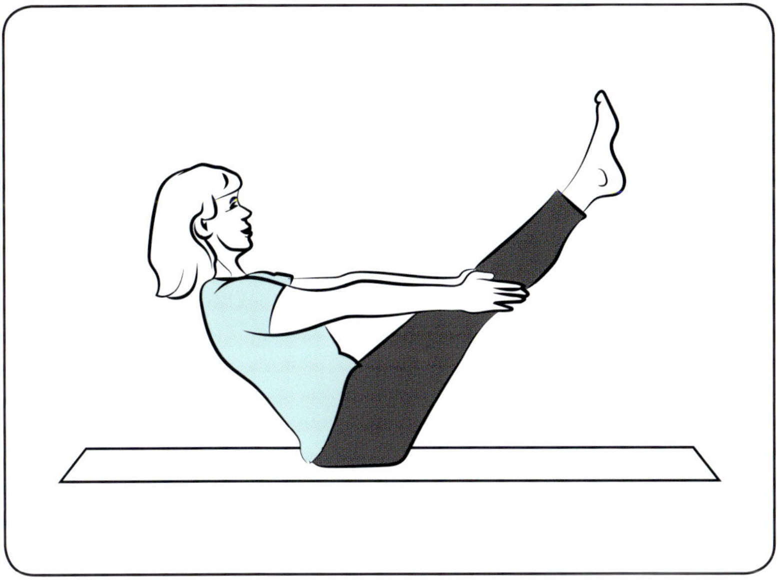

2. Strecken Sie nun die Beine aus und drücken Sie Oberschenkel und Hände gegeneinander. Die Füße bleiben hierbei gestreckt, während Ihr Oberkörper und Ihre Beine ein „V“ bilden.
3. Lassen Sie die Beine los, machen Sie die Bauchmuskulatur stark und achten Sie auf einen geraden Rücken. Die Handflächen zeigen zueinander, das Gesicht schaut nach vorn. Halten Sie diese Position für einige Sekunden.

Varianten

- Einfachere Variante: Verzichten Sie auf den dritten Schritt und behalten Sie die Hände an den Oberschenkeln.
- Heben Sie die Arme nach oben und beugen Sie den Oberkörper in einer halben Drehung nach links und rechts, während die Beine angehoben und ausgestreckt bleiben.

Tipp

- Für einen geraden Rücken ziehen Sie die Schulterblätter kontrolliert nach hinten, indem Sie das Brustbein nach vorn schieben.

Hüftöffner

Eine offene Hüfte verspricht mehr Beweglichkeit und damit Entlastung im unteren Rücken. Das kann sich wiederum positiv auf die Knie, den Schulterbereich und sogar eventuelle Verspannungen in Kiefer und Nacken auswirken.

Muskelgruppen: Hüft-, Oberschenkel- und Gesäßmuskulatur
Hilfsmittel: keines, eventuell eine Gymnastikmatte
Ausgangsposition: Ausfallschritt

Ausführung

1. Machen Sie mit dem linken Bein einen großen Ausfallschritt, sodass Sie mit den Fingerspitzen den Boden berühren können. Beugen Sie das vordere Knie, bis ein rechter Winkel entsteht, während Sie das linke Bein lang ausstrecken. Führen Sie das linke Knie langsam auf den Boden, wobei die Fußsohle des linken Beines nach oben zeigt.

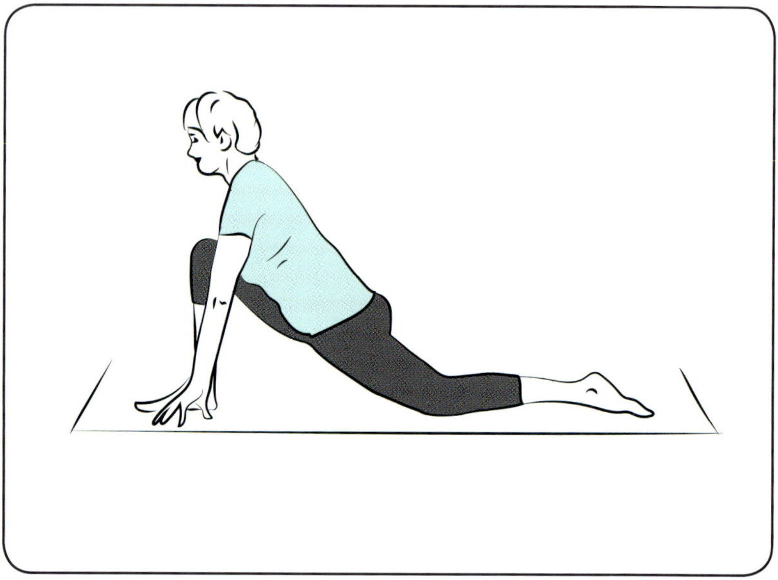

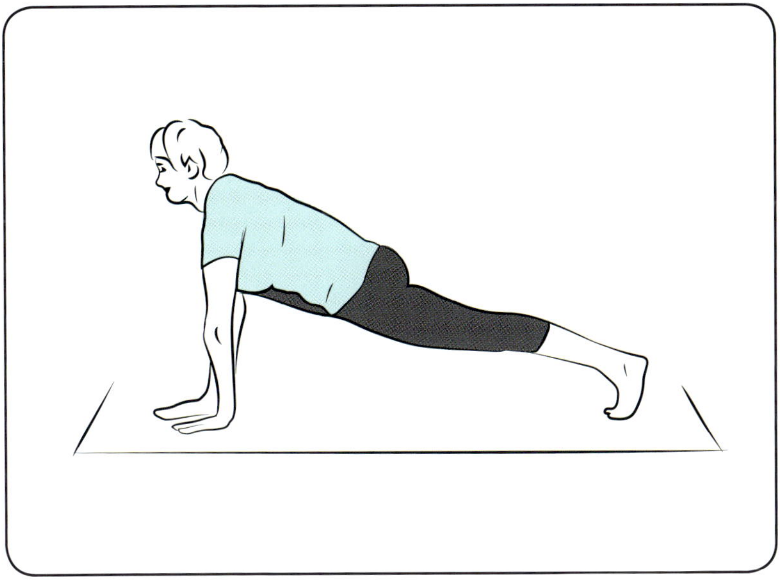

Die Hände drücken mit den Fingerkuppen neben dem rechten Fuß in den Boden und verleihen Stabilität.

2. Stellen Sie den linken Fußballen auf und drücken Sie das linke Knie nach oben. Die Hüfte verbleibt hierbei in derselben Position, sodass vom linken Fuß bis zum Kopf eine Diagonale entsteht. Spannen Sie die Bauchmuskulatur an und sacken Sie nicht ins Holzkreuz, während Sie sich gleichzeitig in die linke Leiste sinken lassen und dort eine Dehnung verspüren.

3. Halten Sie die Position für einige Sekunden, bevor Sie das linke Knie langsam sinken lassen und die Übung auf der anderen Seite wiederholen.

Variante

- Während das hintere Knie auf dem Boden liegt, lösen Sie die Hände vom Boden und richten den Oberkörper gerade auf. Stützen Sie die Hände in die Hüften, schieben Sie das Brustbein nach vorn und ziehen Sie die Schulterblätter sanft zusammen, während Sie sich tief ins Becken sinken lassen.

Planke

Bei dieser Übung kommt es nicht auf einen komplizierten Bewegungsablauf, sondern auf die richtige Haltung an. Wichtig ist, dass sämtliche relevanten Muskelgruppen angespannt werden. Dann wird es Ihnen umso leichter fallen, die Planke stabil zu halten.

Muskelgruppen: Oberarm-, Schulter- und Rückenmuskulatur
Hilfsmittel: keines, eventuell eine Gymnastikmatte
Ausgangsposition: Bauchlage

Ausführung
1. Legen Sie sich auf den Bauch und stützen Sie sich mit den Ellenbogen unter den Schultern auf Ihren Unterarmen ab. Die Fingerspitzen zeigen nach vorn, die Fußballen sind aufgestellt.
2. Spannen Sie die Muskulatur in Bauch und Oberschenkeln an und drücken Sie sich nach oben. Achten Sie darauf, dass Ihr Körper von

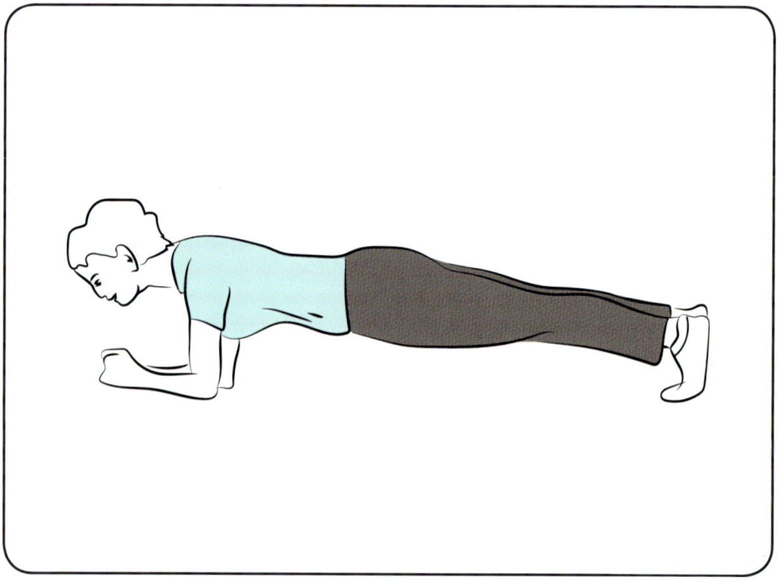

den Füßen bis zum Scheitel eine gerade Linie bildet. Die Blickrichtung ist nach unten auf den Boden gerichtet. Ziehen Sie den Bauchnabel nach innen und achten Sie darauf, dass Sie weder ins Hohlkreuz gehen, noch das Gesäß zu weit nach oben strecken.

3. Halten Sie diese Position für einige Sekunden und lassen Sie sich dann sanft nach unten sinken. Setzen Sie hierfür zuerst die Knie und dann den Oberkörper ab. Wiederholen Sie die Übung mehrere Male.

Variante

- Nehmen Sie die Position der Planke ein und schieben Sie anschließend Ihren Oberkörper ein Stück nach vorn. Die Ellenbogen befinden sich jetzt hinter den Schultern. Halten Sie diese Position einen Augenblick, bevor Sie sich so weit nach hinten schieben, bis sich die Ellenbogen ein kleines Stück vor den Schultern befinden. Wieder halten und in die Ausgangsposition zurückkehren.

Seitliche Arm-Bein-Schere

Die seitliche Arm-Bein-Schere ist nicht nur eine perfekte Übung für die Muskulatur in Bauch und Oberarmen, sondern trainiert außerdem den Gleichgewichtssinn. Parallel dazu werden Oberarm- und Gesäßmuskeln gestärkt.

Muskelgruppen: seitliche Bauchmuskulatur, Oberarmmuskeln, Gesäß- und Oberschenkelmuskulatur
Hilfsmittel: keines, eventuell eine Gymnastikmatte
Ausgangsposition: Seitenlage

Ausführung

1. Legen Sie sich auf die rechte Seite und lassen Sie Ihren linken Oberarm auf der linken Körperseite ruhen. Stützen Sie Ihren Oberkörper nun auf Ihren um 90 Grad angewinkelten Unterarm. Positionieren Sie dabei Ihren Ellenbogen direkt unter der rechten Schulter.

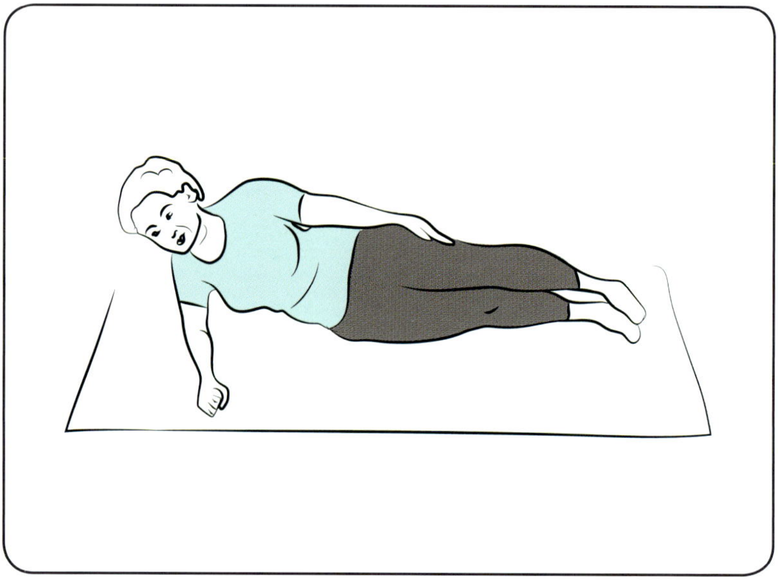

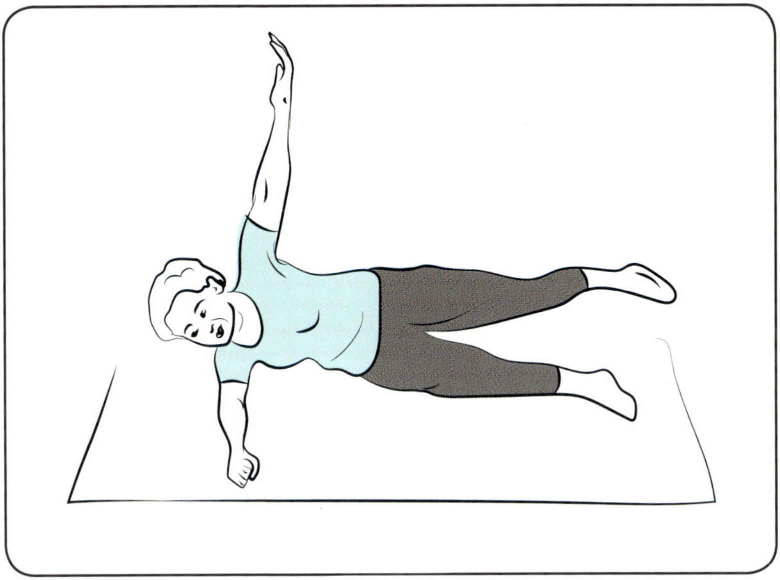

Die Beine liegen übereinander, wobei die Füße jeweils auf den Außenkanten ruhen.

2. Wenn Sie eine gute Balance haben, spannen Sie die Gesäß- und Bauchmuskulatur an, während Sie die Beine und den Po vom Boden abheben. Ihr Körper balanciert nun ausschließlich auf dem rechten Unterarm sowie der Außenkante des rechten Fußes. Zudem bildet er vom Kopf bis zu den Füßen eine Diagonale ohne durchzuhängen.

3. Heben Sie das linke Bein so weit hoch, dass es mit der Hüfte eine Waagerechte bildet und parallel zum Boden ausgerichtet ist. Strecken Sie außerdem den linken Arm gerade nach oben, wobei die Fingerspitzen zur Decke zeigen. Halten Sie diese Position, bevor Sie Bein und Arm wieder senken und anschließend erneut anheben. Wiederholen Sie die Übung mehrmals, bevor Sie die Seite wechseln.

Tipp

- Versuchen Sie die Übung langsam und kontrolliert auszuführen, damit Sie das Gleichgewicht nicht verlieren.

Hüftlöser

Insbesondere bei Beschwerden mit dem Ischias ist diese Übung sehr empfehlenswert. Sie kann dazu beitragen Schmerzen zu lindern, Verspannungen zu lösen und den Hüftbereich zu öffnen.

Muskelgruppen: Rücken- und Beinmuskulatur
Hilfsmittel: keines, eventuell eine Gymnastikmatte
Ausgangsposition: Rückenlage

Ausführung

1. Begeben Sie sich in die Rückenlage und stellen Sie das linke Bein so auf, dass der Unterschenkel in einem rechten Winkel zum Boden steht. Heben Sie nun das rechte Bein und legen Sie den Fuß mit angewinkeltem Knie auf dem Oberschenkel des linken Beines ab, so als würden Sie einen halben Schneidersitz vollführen. Spüren Sie, wie sich die Hüfte in dieser Position öffnet.

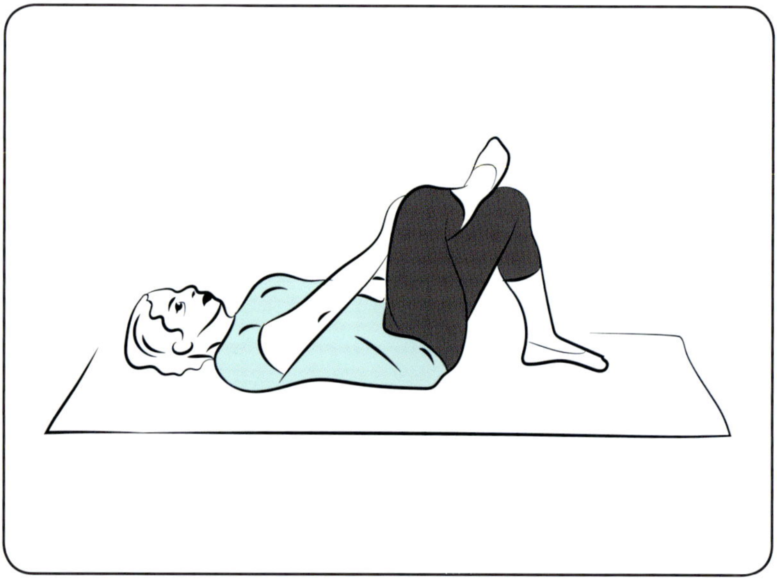

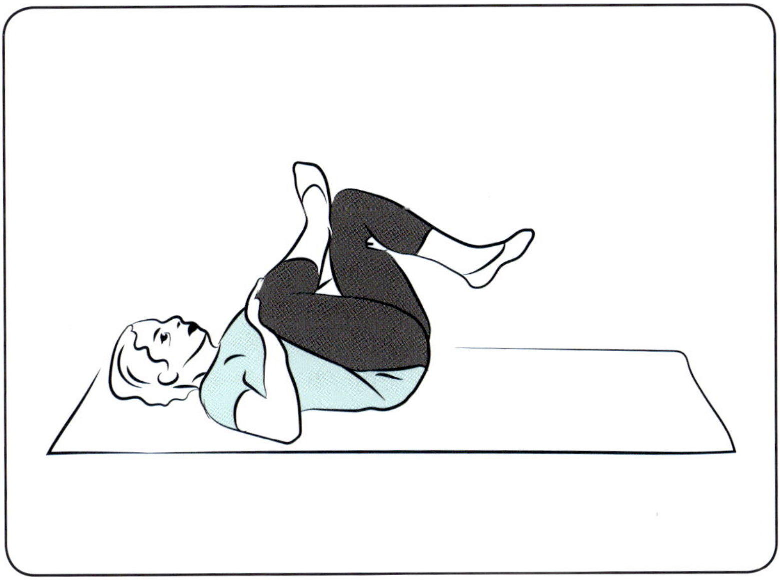

2. Atmen Sie ein und drücken Sie mit der rechten Hand knapp unterhalb des Knies gegen das rechte Bein. Drücken Sie das Bein so vom Körper weg, dass es sich ein Stück weit nach außen dreht und die Öffnung in der Hüfte größer wird. Gleichzeitig entsteht eine Dehnung in der Leiste.

3. Atmen Sie aus und heben Sie den linken Fuß vom Boden ab. Ziehen Sie das Bein nun an den Körper heran, greifen Sie hierfür gegebenenfalls mit der linken Hand unter den Oberschenkel. Die Dehnung im rechten Bein sollte sich nun zusätzlich verstärken. Halten Sie diese Position über mehrere Atemzüge hinweg und intensivieren Sie die Dehnung bei Bedarf langsam und kontrolliert. Wechseln Sie anschließend die Seiten.

Tipp

- Wundern Sie sich nicht, wenn die Dehnung auf einer Seite stärker spürbar ist – das ist ganz normal. Führen Sie die Übung trotzdem regulär aus.

Übungen für Beine, Gesäß & Knie

Beim Ganzkörpertraining dürfen auch Übungen für Beine und Gesäß nicht zu kurz kommen. Trainieren Sie diese regelmäßig, wird Ihnen schnell auffallen, dass auch Ausdauersportarten wie Walken oder Wandern Ihnen leichter fallen. Zudem sollten Sie Ihrem Kniegelenk mit der „Kniekräftigung" etwas Gutes tun, um Kniebeschwerden aktiv vorzubeugen.

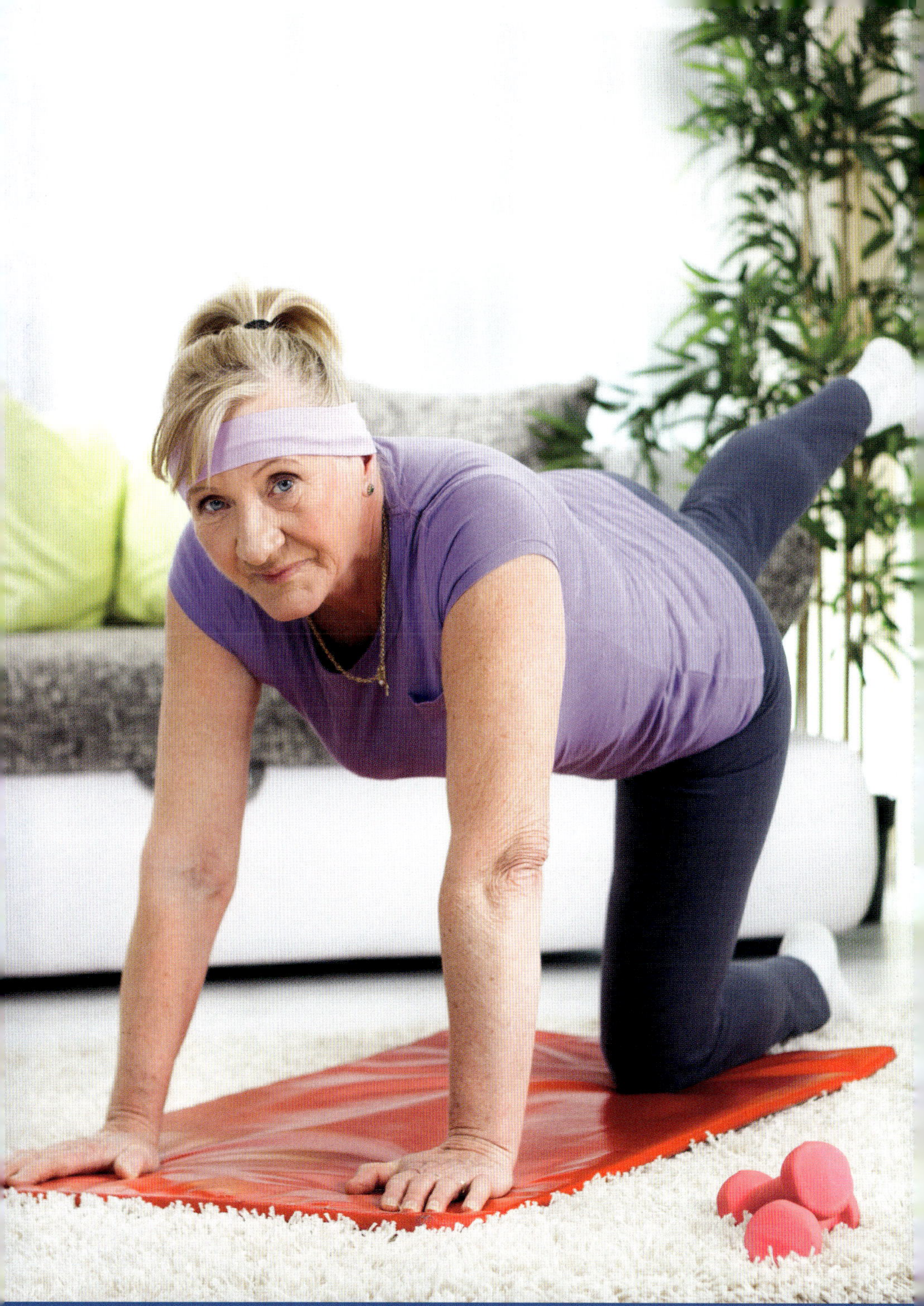

Wandsitzen

Das Wandsitzen empfiehlt sich vor allem für eine starke Oberschenkel- und Gesäßmuskulatur. Die Übung eignet sich ideal für zwischendurch und bringt schnelle Entlastung für den unteren Rücken.

Muskelgruppen: Oberschenkelmuskulatur, Gesäßmuskulatur, Rückenstrecker
Hilfsmittel: keines, eventuell Kurzhanteln zur Intensivierung
Ausgangsposition: Parallelstand

Ausführung
1. Stellen Sie sich mit dem Rücken zur Wand und achten Sie auf eine gerade Haltung. Die Fußspitzen sind leicht nach außen gedreht, der Abstand zwischen Fuß und Wand beträgt etwa eine Schrittlänge.
2. Lehnen Sie sich mit dem Rücken an die Wand und bilden Sie von den Fußspitzen zum Kopf eine Diagonale. Drücken Sie nun den Rü-

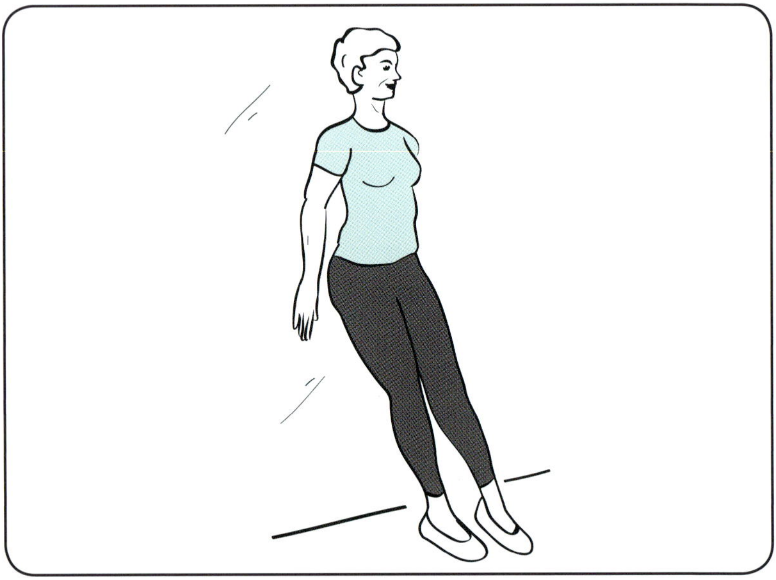

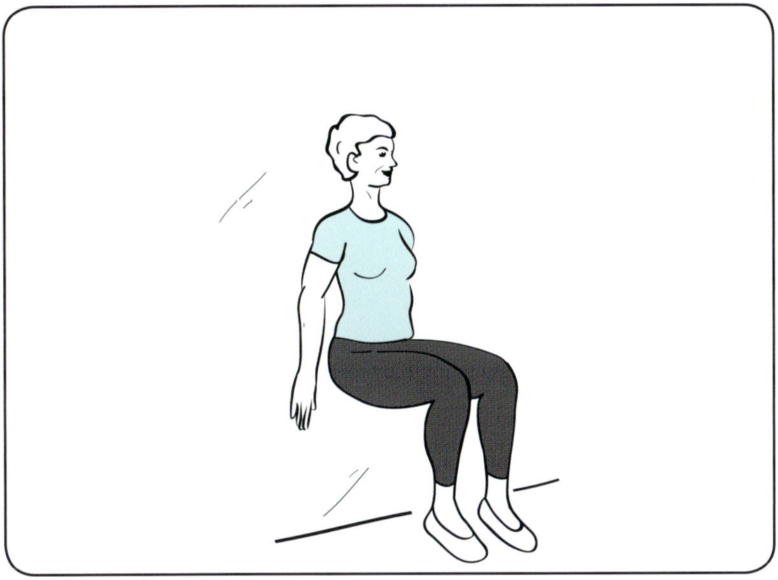

cken gegen die Wand, während Sie die Muskulatur in Bauch und Gesäß anspannen. Die Wirbelsäule liegt möglichst eng an der Wand an, während Sie langsam mit dem Rücken an der Wand nach unten rutschen. Wenn die Knie rechtwinklig gebeugt sind, halten Sie die Position für einige Sekunden, bevor Sie sich langsam wieder nach oben schieben. Wiederholen Sie die Übung mehrere Male.

Varianten

- Stützen Sie die Hände auf den Oberschenkeln ab, um die Übung zu erleichtern. Für eine Intensivierung der Übung können Sie in jede Hand eine Kurzhantel nehmen.

Tipp

- Je länger Sie den Wandsitz halten, umso stärker werden die einzelnen Muskelgruppen gefordert und umso schwieriger fallen die Wiederholungen der Übung. Verausgaben Sie sich deshalb nicht gleich bei der ersten Durchführung, sondern steigern Sie sich langsam von Mal zu Mal.

Abduktion

Die Abduktorenmuskeln ermöglichen es, den Oberschenkel bzw. das Bein vom Körper abzuspreizen. Bei dieser Übung werden sämtliche beteiligten Muskeln in den Beinen sowie in der Hüfte und im Gesäß gestärkt und stabilisiert.

Muskelgruppen: Hüft-, Bein- und Gesäßmuskulatur
Hilfsmittel: Theraband
Ausgangsposition: Parallelstand

Ausführung

1. Falten Sie das Theraband in der Mitte und legen Sie es auf den Boden, sodass sich an einer Seite eine Schlaufe bildet. Wickeln Sie die beiden Bandenden um den linken Fuß und schieben Sie den rechten Fuß durch die Schlaufe. Die Füße stehen dabei hüftbreit auseinander, das Band ist leicht gedehnt.

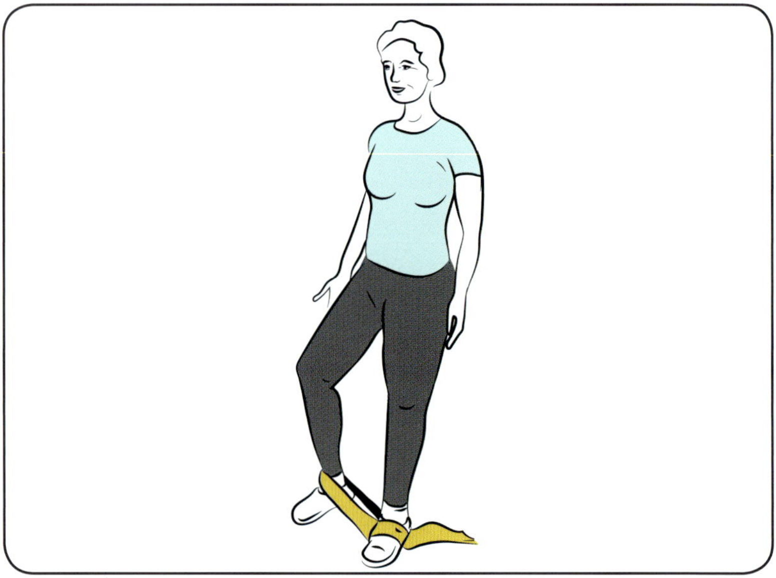

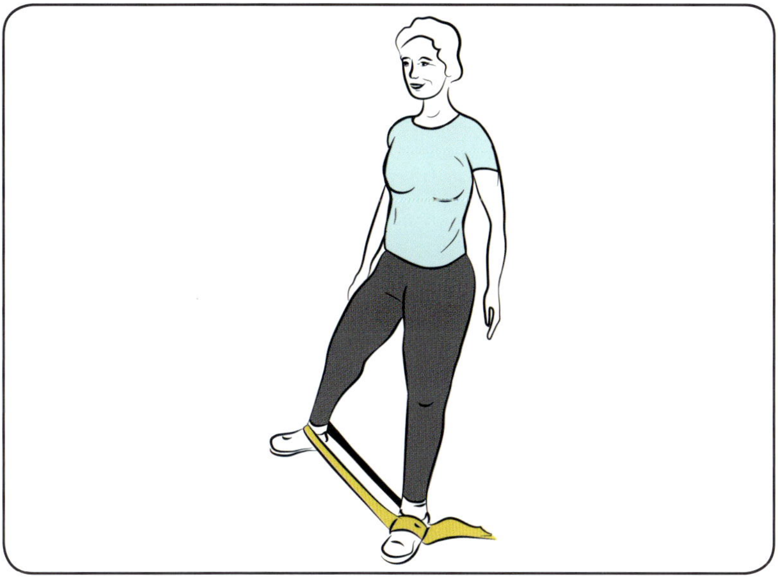

2. Stützen Sie Ihr Gewicht auf das linke Bein und spreizen Sie das rechte Bein zur Seite hin ab. Achten Sie auf eine langsame, kontrollierte Bewegung, damit Sie die Balance nicht verlieren. Heben Sie das rechte Bein nur so weit an, wie es sich gut anfühlt.

3. Führen Sie das rechte Bein langsam in die Ausgangsposition zurück, bevor Sie das Bein ein weiteres Mal anheben und die Übung erneut durchführen. Wechseln Sie die Position der Füße und wiederholen Sie den Übungsablauf mehrmals.

Variante

- Abduktion im Sitzen: Setzen Sie sich auf den Boden, stellen Sie einen Fuß auf die Enden des Therabandes und führen Sie den anderen durch die Schlaufe. Spreizen Sie anschließend das Bein in der Schlaufe mehrfach zur Seite ab und wechseln Sie dann die Position.

Tipp

- Anfänger halten sich bei der Übung an der Rückenlehne eines Stuhls fest. Dies hilft, die Balance zu halten.

Bein-Lift

Diese Übungen trainieren verschiedene Muskelgruppen im Bein sowie im Gesäß und in der Hüfte. Gleichzeitig werden die schrägen Bauchmuskeln gefordert. Wichtig ist, das Knie während der gesamten Übung gestreckt zu halten und die Übung langsam durchzuführen.

Muskelgruppen: Gesäß- und Beinmuskulatur
Hilfsmittel: Theraband, eventuell eine Gymnastikmatte
Ausgangsposition: Seitenlage

Ausführung

1. Setzen Sie sich mit aufgestellten Füßen auf den Boden oder die Gymnastikmatte. Belassen Sie etwa eine Handbreit Platz zwischen den Füßen und wickeln Sie das Theraband mehrfach in lockeren Schlaufen um die Füße. Verknoten Sie die beiden Enden des Bandes.

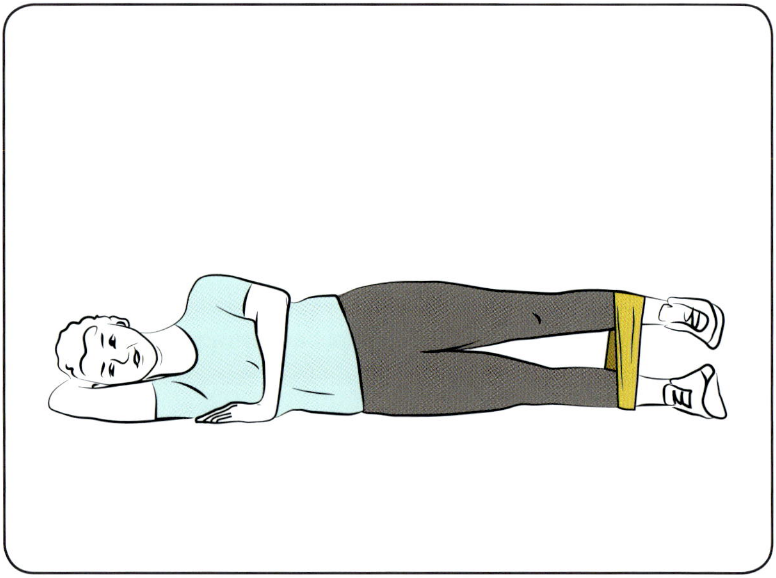

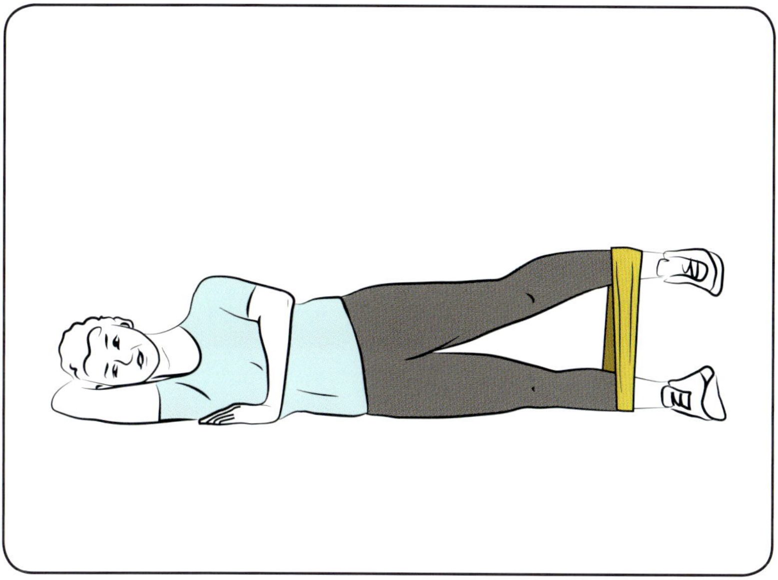

2. Legen Sie sich auf die rechte Seite und strecken Sie die Beine aus. Den rechten Arm legen Sie unter Ihren Kopf und winkeln ihn nach hinten an. Mit dem linken Arm stützen Sie sich mit der Handfläche nach unten in Brusthöhe auf dem Boden ab.

3. Heben Sie das linke Bein nach oben und drücken Sie gegen den Widerstand des Therabandes. Führen Sie diese Bewegung langsam und kontrolliert aus, ehe Sie das Bein anschließend wieder absetzen. Das Knie bleibt hierbei gestreckt und zeigt nach vorn. Wiederholen Sie die Übung mehrfach und wechseln Sie anschließend die Seiten.

Tipps

- Die Bewegung kommt ausschließlich aus dem Bein, während der Oberkörper gerade bleibt. Für mehr Stabilität ist es hilfreich, den auf Brusthöhe abgestellten Arm fest in den Boden zu drücken.
- Sollten Sie unter Knieproblemen leiden, kann es hilfreich sein, das Theraband am unteren Oberschenkel um die Beine zu wickeln.

Kniekräftigung

Diese Übung führt zu einer Kräftigung der Muskulatur in den Oberschenkeln, Waden und Knöcheln. Gleichzeitig hilft sie dabei, das Kniegelenk beweglich zu halten. Wenn Sie den Bauch während der Durchführung anspannen, tun Sie außerdem auch der dortigen Muskulatur etwas Gutes.

Muskelgruppen: Waden-, Knöchel- und Oberschenkelmuskulatur
Hilfsmittel: mehrere Kissen, eventuell Handtuch oder Nackenrolle, eventuell eine Gymnastikmatte
Ausgangsposition: Rückenlage

Ausführung

1. Stapeln Sie die Kissen zu einem kleinen Berg auf und begeben Sie sich dahinter in die Rückenlage. Führen Sie das rechte Bein auf diesen Kissenberg und stellen Sie den Fuß so dahinter auf, dass Ihr

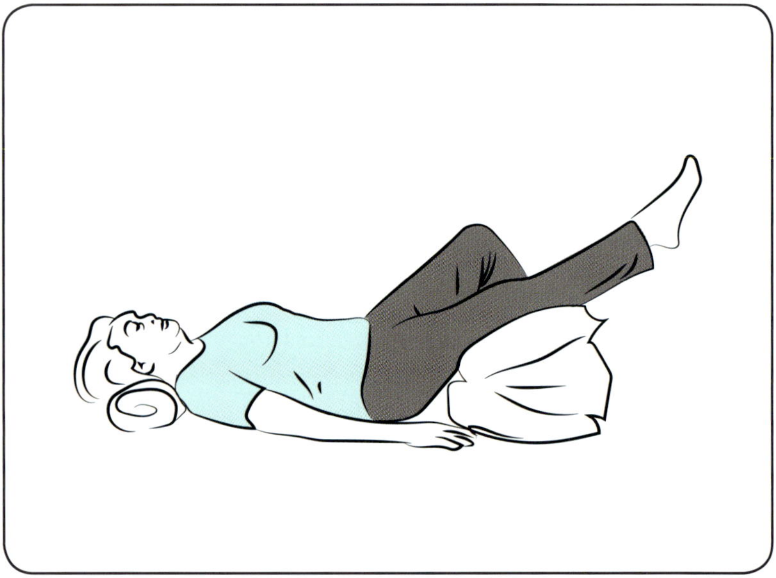

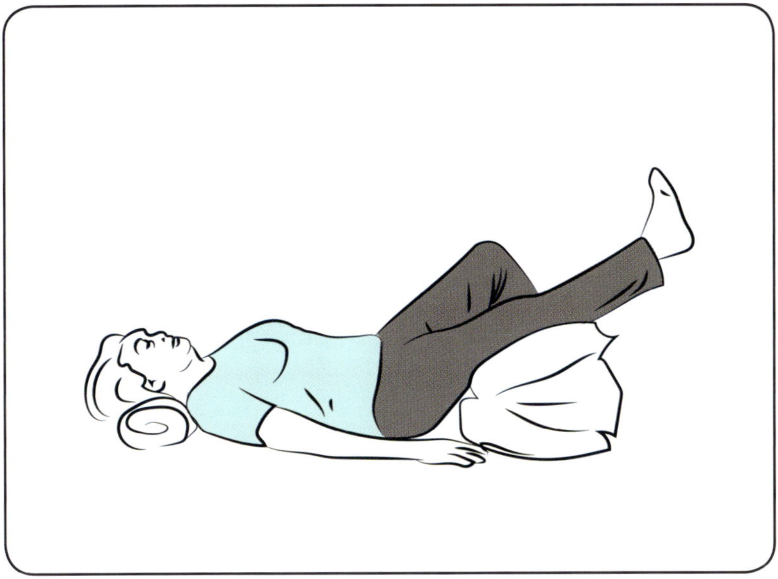

Knie leicht angewinkelt ist. Der linke Fuß steht mit angewinkeltem Bein neben den Kissen.

2. Ziehen Sie beim Ausatmen den Bauchnabel in Richtung Wirbelsäule und spannen Sie die Bauchmuskeln an. Strecken Sie das rechte Bein gerade aus und ziehen Sie die Fußspitzen zu sich.

3. Halten Sie die Position, atmen Sie ein und strecken Sie die Fußspitzen aus. Hierbei bewegt sich nur der Fuß, während das Bein ausgestreckt bleibt.

4. Wiederholen Sie das Anwinkeln und Strecken des Fußes mehrfach, bevor Sie das rechte Bein ablegen. Wechseln Sie die Seiten und wiederholen Sie das Training mit jedem Fuß mehrere Male.

Tipps

- Halten Sie den Bauch während der gesamten Übung angespannt und versuchen Sie, gleichzeitig Nacken- und Gesichtsmuskulatur zu entspannen.
- Legen Sie sich ein zusammengerolltes Handtuch in den Nacken, um Verspannungen in diesem Bereich zu vermeiden.

Baum

Der Baum gehört wohl zu den bekanntesten Yoga-Übungen und ist perfekt, um zu innerem Gleichgewicht und Ruhe zu finden. Außerdem werden Muskelpartien im gesamten Körper gestärkt. Für den Einstieg ist ein Stuhl als Hilfsmittel nützlich, diverse Varianten können den Schwierigkeitsgrad erhöhen.

Muskelgruppen: Unterschenkel-, Oberschenkel-, Hüft- und Bauchmuskulatur
Hilfsmittel: Stuhl
Ausgangsposition: Parallelstand

Ausführung

1. Stellen Sie sich neben einen Stuhl, sodass Ihre rechte Hüfte zur Rückenlehne zeigt. Halten Sie sich mit der rechten Hand an der Lehne fest. Für einen geraden Rücken heben Sie das Brustbein leicht

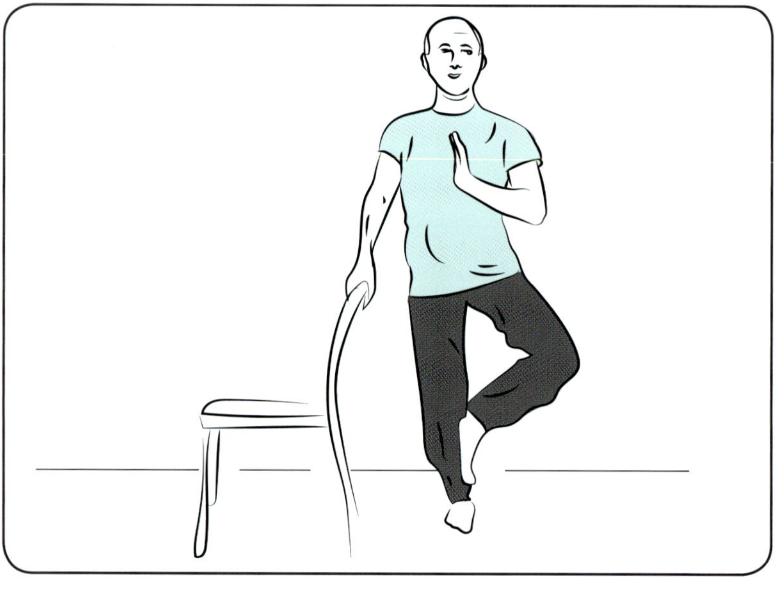

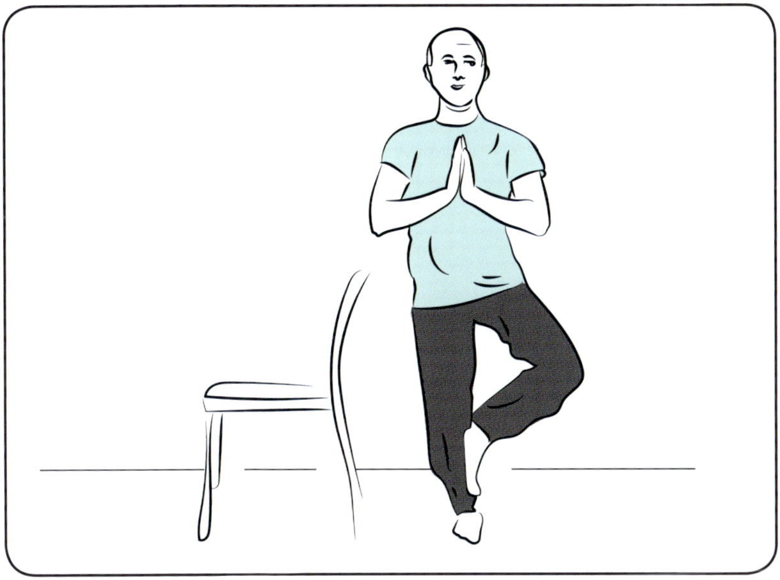

an, die Blickrichtung weist nach vorn. Spannen Sie die Bauchmuskulatur an, indem Sie den Bauchnabel in Richtung Wirbelsäule ziehen.

2. Fixieren Sie einen Punkt, der vor Ihnen liegt, und versuchen Sie, ihn nicht aus den Augen zu verlieren. Heben Sie nun langsam das linke Bein und setzen Sie den linken Fuß mit der Fußsohle an die Innenseite Ihres rechten Unterschenkels. Atmen Sie langsam ein und aus und halten Sie die Position.

3. Führen Sie jetzt die linke Hand vor das Brustbein, die Fingerspitzen zeigen nach oben Richtung Kinn. Wenn Sie sich sicher genug fühlen, lassen Sie mit der rechten Hand die Stuhllehne los und führen sie auch diese Hand vors Brustbein, sodass sich beide Handflächen berühren. Halten Sie diese Position und setzen Sie das Bein anschließend wieder ab. Wechseln Sie die Seite und wiederholen Sie die Übung.

Variante

- Für Fortgeschrittene: Versuchen Sie, die Balance mit geschlossenen Augen zu halten.

Alternierende Waage

Die Ausgangsbasis für diese Übung bildet der Vierfüßlerstand, der Ihnen die Möglichkeit gibt, Muskelpartien im gesamten Körper zu trainieren. Gleichzeitig stärken Sie Ihre Balance und sorgen dafür, dass Ihre Nackenmuskulatur sanft entspannen kann.

Muskelgruppen: Rückenstrecker, Bauch-, Gesäß- und Rumpfmuskulatur
Hilfsmittel: keines, eventuell eine Gymnastikmatte
Ausgangsposition: Vierfüßlerstand

Ausführung

1. Die Knie stehen im Vierfüßlerstand direkt unter dem Becken etwa hüftbreit auseinander, die Hände stehen unter den Schultern. Achten Sie auf einen geraden Rücken. Halswirbelsäule und Rücken bilden eine gerade Linie, sodass der Blick zum Boden gerichtet ist.

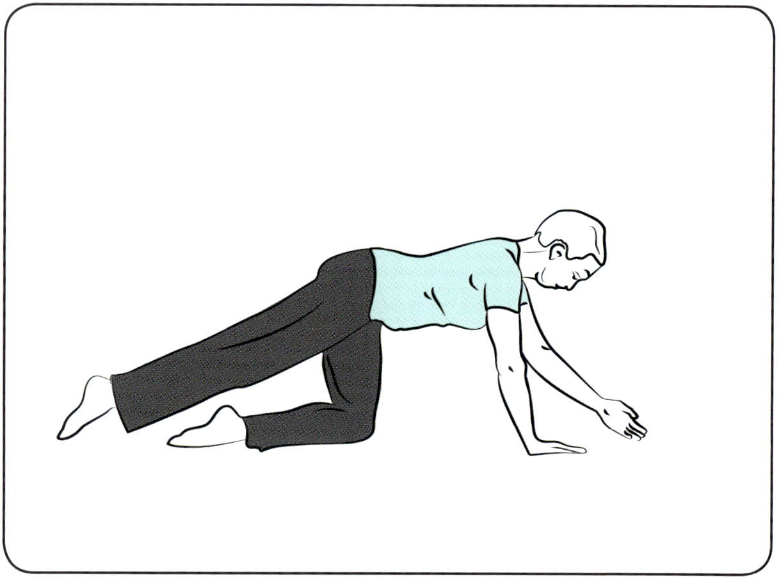

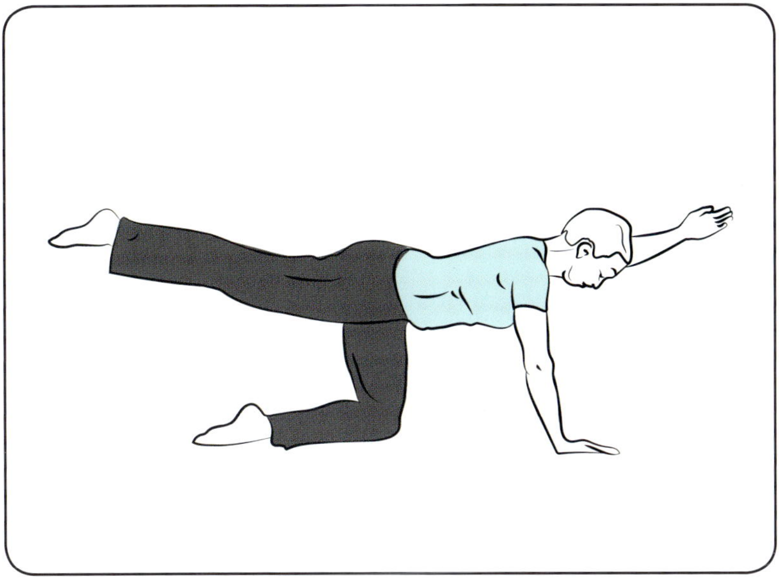

2. Heben Sie jetzt das rechte Bein und strecken Sie es nach hinten aus. Heben Sie parallel dazu den linken Arm und strecken diesen nach vorn aus. Das rechte Bein und der linke Arm sollten möglichst so weit angehoben werden, dass sie auf einer Linie mit der Wirbelsäule stehen. Halten Sie diese Position und spüren Sie die Spannung im Gesäß und in den Beinen.

3. Lassen Sie das rechte Bein und den linken Arm in die Ausgangsposition zurücksinken. Heben Sie nun das linke Bein und den rechten Arm, halten Sie die Position und spüren Sie die Spannung. Wiederholen Sie die Übung auf beiden Seiten mehrere Male.

Tipps

- Achten Sie darauf, dass Sie den Kopf bei dieser Übung nicht in den Nacken legen und so die Halswirbelsäule überstrecken.
- Den Blick auf den Boden zu richten ist hilfreich, um die richtige Position zu finden.

Treppensteigen

Diese Übung ist ideal für alle, die gern ihre Oberschenkel- und Gesäßmuskulatur trainieren wollen und Spaß an dynamischen Übungen haben. Führen Sie die Übung mit einem kleinen Hocker in der Wohnung durch oder nutzen Sie einfach die Stufen in Ihrem Treppenhaus.

Muskelgruppen: Oberschenkel- und Gesäßmuskulatur
Hilfsmittel: Treppe bzw. Hocker bzw. flache Bank, eventuell Kurzhanteln oder Gewichtsmanschetten für Trainierte
Ausgangsposition: Parallelstand

Ausführung

1. Stellen Sie sich mit geschlossenen Beinen vor das Übungsgerät. Die Arme hängen entspannt an den Körperseiten herunter, der Rücken ist gerade. Falls Sie einen Hocker oder eine frei stehende

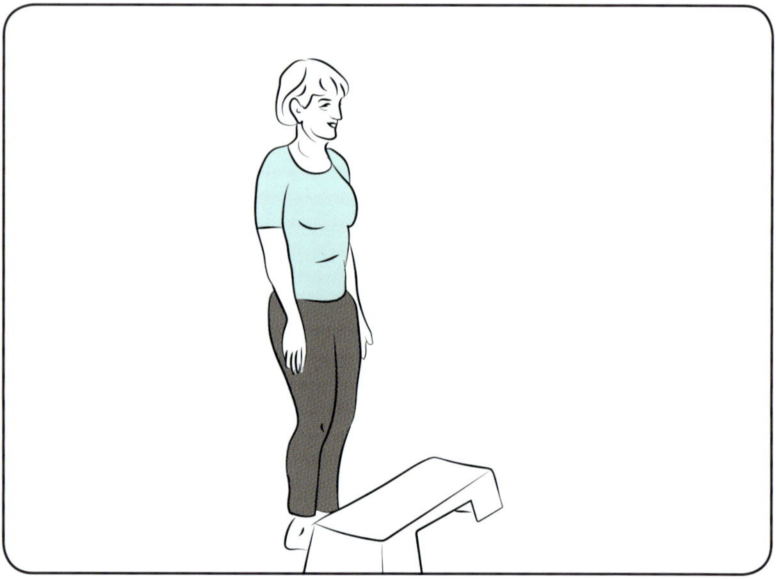

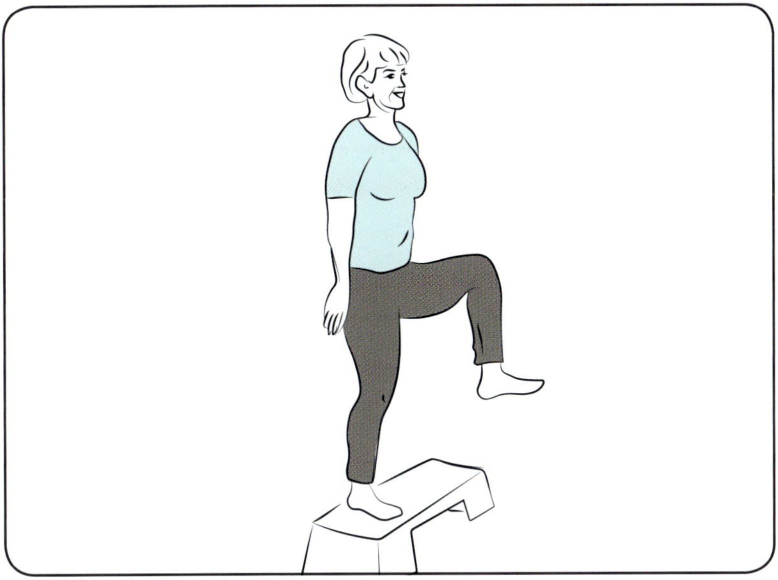

Bank für die Übung verwenden, ist es wichtig sicherzustellen, dass das Übungsgerät am Boden fest verankert ist und nicht wegrutschen kann.

2. Wie beim Treppensteigen stellen Sie nun den linken Fuß auf die Stufe und drücken Ihren Körper nach oben. Achten Sie darauf, dass Sie das Gewicht ausschließlich auf das linke Bein verlagern und sich nur mit diesem Bein nach oben drücken. Halten Sie den Oberkörper dabei gerade.

3. Stellen Sie beide Beine auf der Stufe nebeneinander. Wenn Sie ausbalanciert sind, steigen Sie mit dem linken Fuß zuerst wieder von der Stufe herunter. Wiederholen Sie die Übung mehrfach mit dem linken Bein, bevor Sie zum rechten wechseln.

Varianten

- Je höher die Stufe ist, desto stärker werden die Muskeln beansprucht. Versuchen Sie, unterschiedlich hohe Stufen zu verwenden.
- Auf der Stufe stellen Sie das zweite Bein nicht sofort ab, sondern ziehen das Knie bis auf Taillenhöhe (siehe Abbildung oben).

Umgekehrter Unterarmstütz

Die Übung erinnert an einen umgekehrten Liegestütz und ist ideal für ein kurzes, aber effektives Training zwischendurch. Neben verschiedenen Muskelgruppen in den Beinen sowie im Gesäß werden parallel dazu viele kleinere Muskeln gestärkt. Das hilft, Verspannungen aktiv zu bekämpfen.

Muskelgruppen: Gesäßmuskel, Rückenstrecker, Bein-, Schulter- und Bauchmuskulatur
Hilfsmittel: keines, eventuell eine Gymnastikmatte
Ausgangsposition: Sitz

Ausführung

1. Setzen Sie sich mit geschlossen gestreckten Beinen auf den Boden und lehnen Sie Ihren Oberkörper so weit zurück, bis Sie Ihre Unterarme fest in den Boden oder die Matte drücken können. Ihre Hände

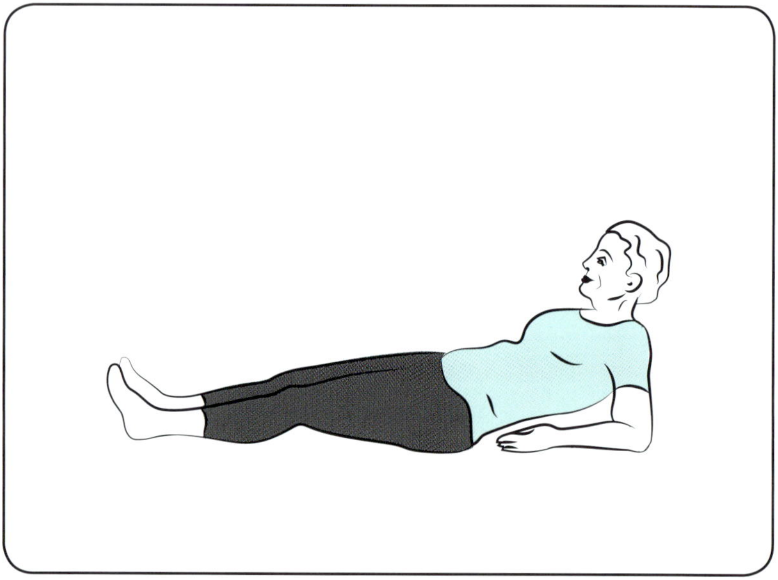

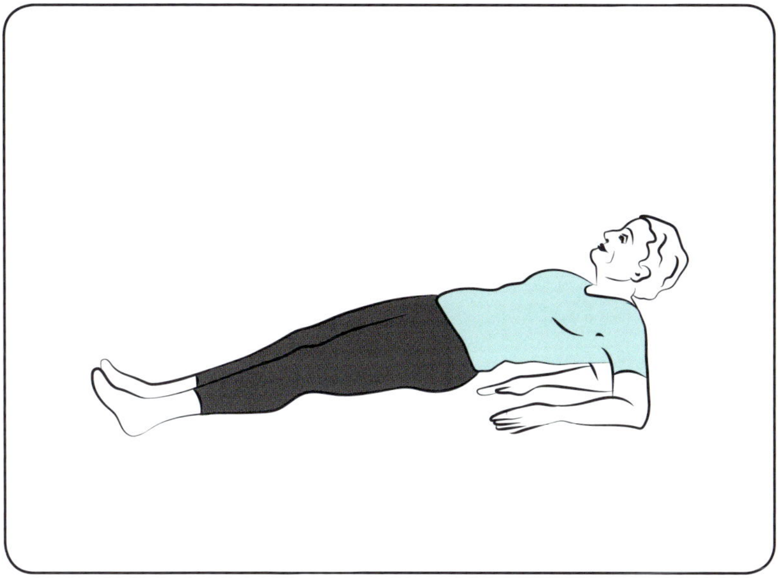

liegen dabei rechts und links flach neben dem Körper. Positionieren Sie Ihre Ellenbogen unterhalb Ihrer Schultern, sodass die Oberarme senkrecht nach oben zeigen. Lassen Sie das Gewicht auf den Unterschenkeln ruhen. Den Blick richten Sie leicht nach oben, sodass Nacken und Wirbelsäule eine Linie bilden.

2. Ziehen Sie den Bauchnabel in Richtung Wirbelsäule und spannen Sie die Muskulatur im Gesäß an. Drücken Sie nun das Gesäß mithilfe der Bein- und Armmuskulatur langsam nach oben, bis nur noch die Fersen und die Unterarme die Matte berühren. Das Gewicht lastet nun auf den Fersen sowie den Unterarmen, während Ihr Körper von Kopf bis Fuß eine gerade Linie bildet. Halten Sie die Position, kommen Sie langsam auf den Boden zurück und wiederholen Sie die Übung.

Tipp

- Führen Sie die Übung langsam und behutsam aus und achten Sie darauf, dass der Blick die ganze Zeit schräg nach oben geht. Das Kinn sollte nicht auf die Brust absinken.

Übungen für Cool-down & Dehnen

Schließen Sie Ihr Training unbedingt mit mehreren Dehnübungen aus dem folgenden Kapitel ab – dem sogenannten Cool-down. Sie können die Dehnübungen auch ohne vorheriges Work-out als eigenständiges Training in Ihren Alltag einbauen. Viele der Übungen stammen aus dem Yoga und verbessern nicht nur die Beweglichkeit, sondern fördern auch Ruhe und Gelassenheit.

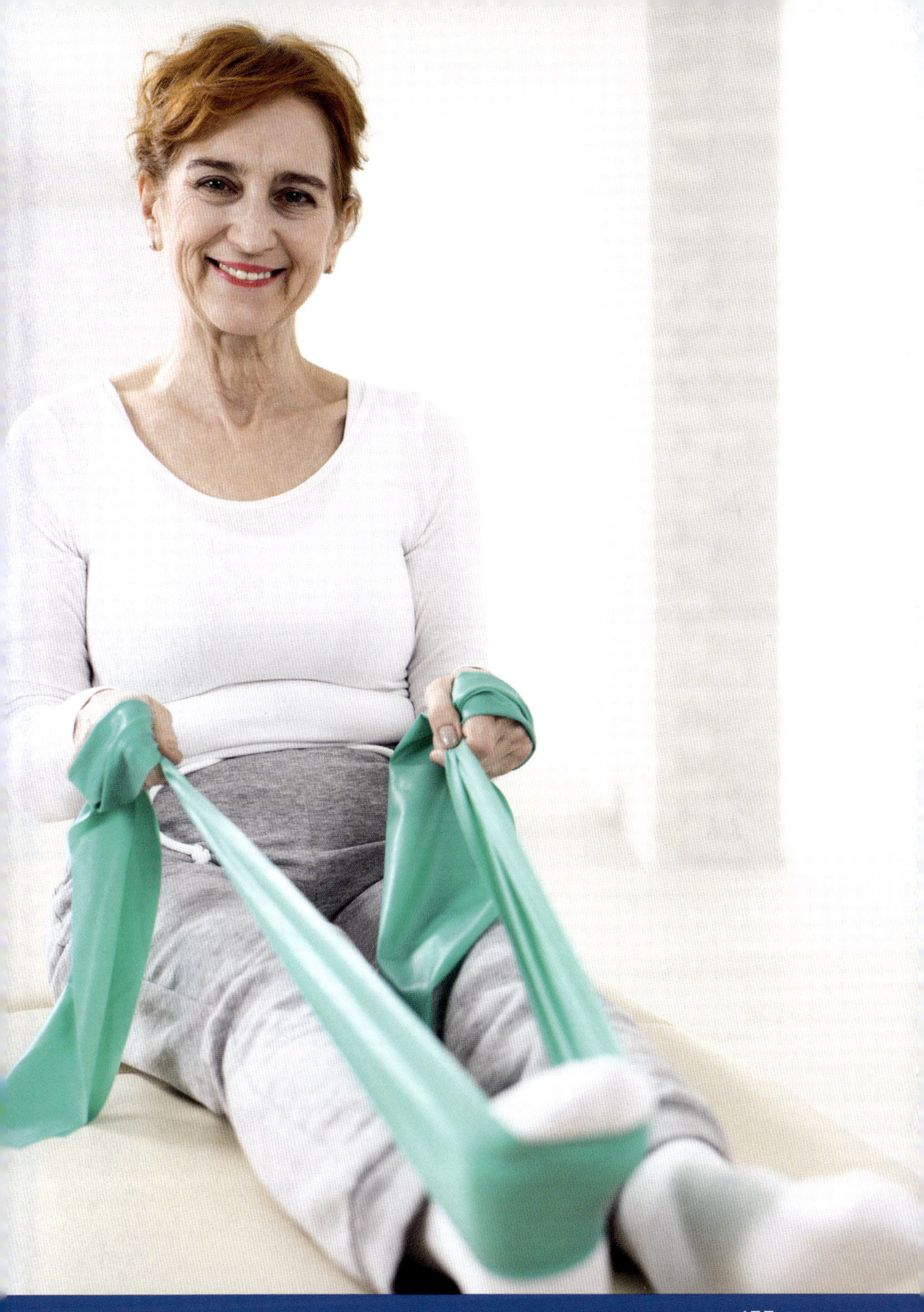

Herabschauender Hund

Der herabschauende Hund gehört zu den Grundübungen im Yoga und verspricht eine angenehme Ganzkörperdehnung, die sich vor allem im Rücken, im Schulterbereich und in den Beinrückseiten bemerkbar macht. Zudem stärkt sie zahlreiche Muskelpartien.

Muskelgruppen: Schulter-, Rücken-, Bein- und Gesäßmuskulatur
Hilfsmittel: keines, eventuell eine Gymnastikmatte
Ausgangsposition: Vierfüßlerstand

Ausführung

1. Begeben Sie sich in den Vierfüßlerstand, wobei die Hände unter den Schultern ruhen, die Knie hüftbreit auseinanderstehen und die Fußballen aufgestellt sind. Der Rücken ist gerade.
2. Spannen Sie Bauch- und Gesäßmuskulatur an und schieben Sie das Becken in die Höhe, sodass Ihr Körper die Form eines umgedreh-

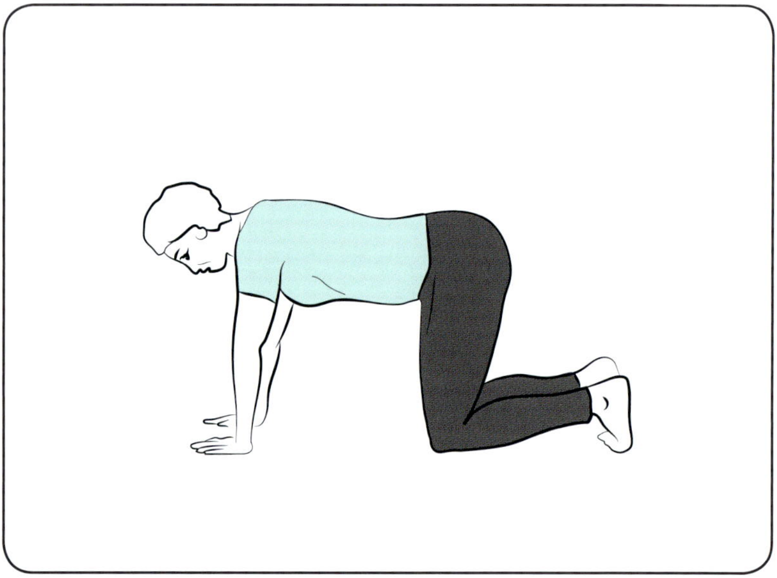

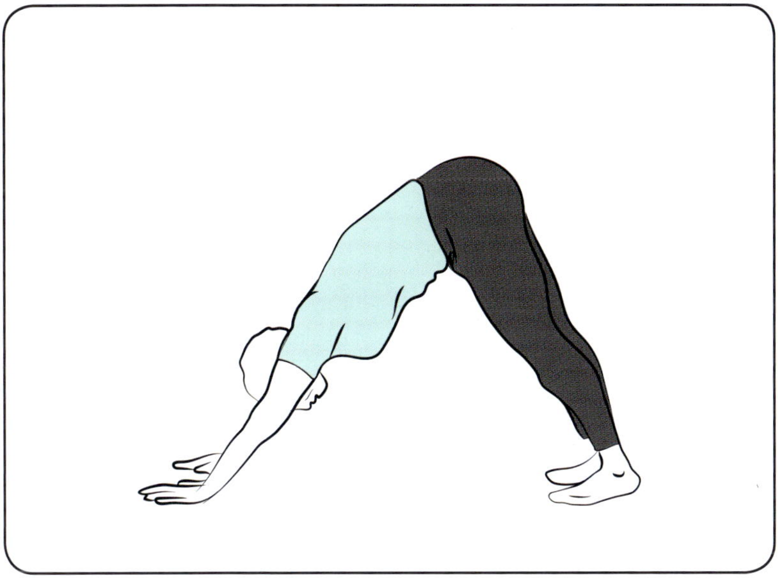

ten „V“ bildet. Die Arme und Beine sind gestreckt, in den Knien sowie in den Ellenbogen bleibt eine Mikrobeuge bestehen, damit die Gelenke nicht überstrecken. Die Hände und Fußballen drücken fest in den Boden. Halten Sie die Übung für mehrere Atemzüge.

Varianten

- Für eine verstärkte Dehnung in den Beinrückseiten können Sie die Fersen abwechselnd langsam ein Stück weit in Richtung Boden drücken.
- Wenn Sie über eine gute Balance und einen sicheren Halt verfügen, können Sie abwechselnd ein Bein so weit wie möglich anheben. Dabei sollte sich die Hüfte jedoch nicht aufdrehen.

Tipps

- Um die Halswirbelsäule zu entlasten, kann der Kopf während der Übung mit der Stirn auf einem Yogablock abgelegt werden.
- Für eine verbesserte Rückenstreckung kann es hilfreich sein, die Knie zunächst ein wenig zu beugen.

Stellung des Kindes

Die sogenannte Stellung des Kindes verspricht Entspannung für Körper und Geist und ist ideal als kleine Erholung zwischen zwei anstrengenden Übungen. Außerdem werden Schulter- und Rückenmuskulatur gedehnt und entlastet.

Muskelgruppen: Schulter- und Rückenmuskulatur
Hilfsmittel: keines, eventuell eine Gymnastikmatte
Ausgangsposition: Vierfüßlerstand

Ausführung

1. Setzen Sie im Vierfüßlerstand die Hände unter die Schultern. Die Beine stehen hüftbreit auseinander, die Fußsohlen zeigen nach oben. Hinterkopf, Nacken und Rücken bilden eine Linie.

2. Schieben Sie das Gesäß langsam nach hinten und gleichzeitig nach unten, sodass die Oberschenkel auf den Unterschenkeln und

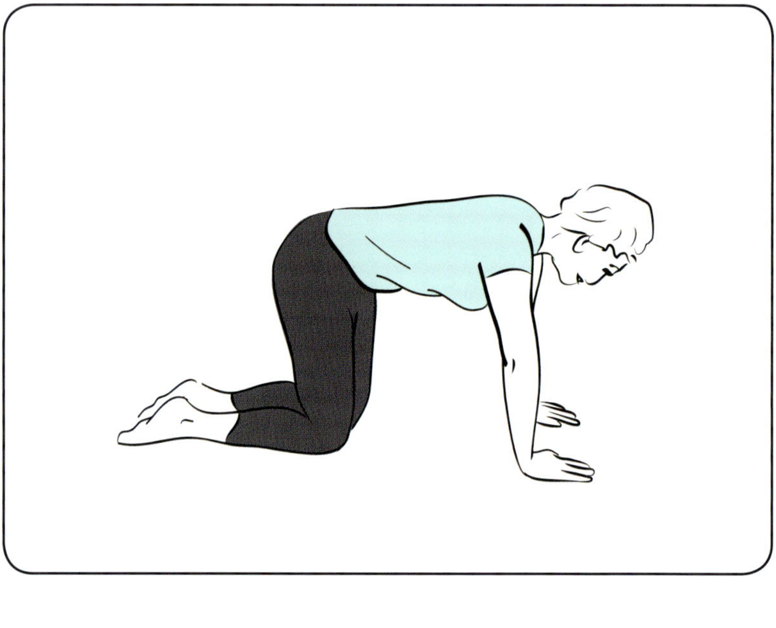

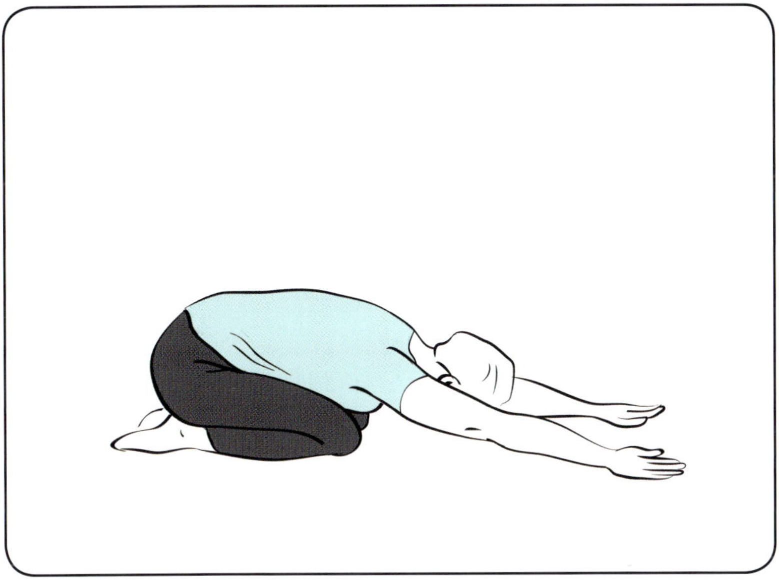

das Gesäß auf den Füßen ruhen können. Der Kopf sinkt weich zwischen den Schulterblättern auf den Boden und kann mit der Stirn auf der Matte abgelegt werden.

3. Atmen Sie ruhig ein und aus und spüren Sie die Dehnung im Rücken und in der Schulter. Halten Sie die Position einige Atemzüge oder schieben Sie die Hände noch etwas weiter nach vorn, um die Dehnung zu intensivieren.

Variante

- Kommen Sie mit den Händen auf die Fingerkuppen und „krabbeln" Sie mit beiden Händen anschließend ein Stück nach links und dann nach rechts, um zusätzlich eine Dehnung in der Seite zu erzielen.

Tipps

- Bei Knieproblemen empfiehlt es sich, zu Beginn der Übung ein dickes Kissen auf die Unterschenkel zu legen und das Gesäß anschließend auf das Kissen zu schieben. Achten Sie bei der Übung auf eine entspannte Gesichts- und Nackenmuskulatur.

Wirbelsäulendehnung

Die Übung eignet sich hervorragend, um die Wirbelsäule zu dehnen und zu trainieren. Das fördert die Beweglichkeit und kann dabei helfen, Verspannungen im Rückenbereich zu lindern. Achten Sie auf eine kontrollierte und langsame Ausführung der Übung, um die maximal möglichen Trainingseffekte zu erzielen.

Muskelgruppen: Rückenmuskulatur
Hilfsmittel: keines, eventuell eine Gymnastikmatte
Ausgangsposition: Sitz

Ausführung

1. Setzen Sie sich mit lang ausgestreckten Beinen auf den Boden. Achten Sie darauf, Ihren Rücken gerade zu halten und den Blick nach vorne auszurichten. Stellen Sie nun den rechten Fuß auf, indem Sie das Knie so anwinkeln, dass zwischen Ober- und Unterschenkel

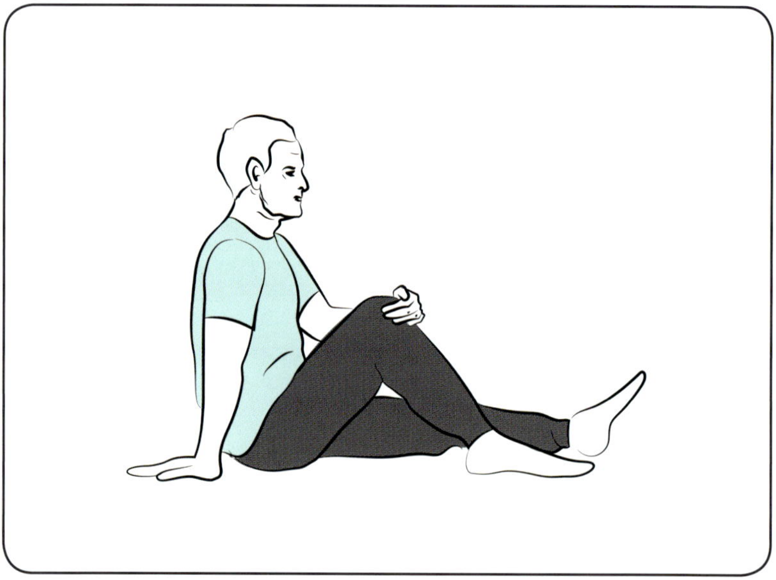

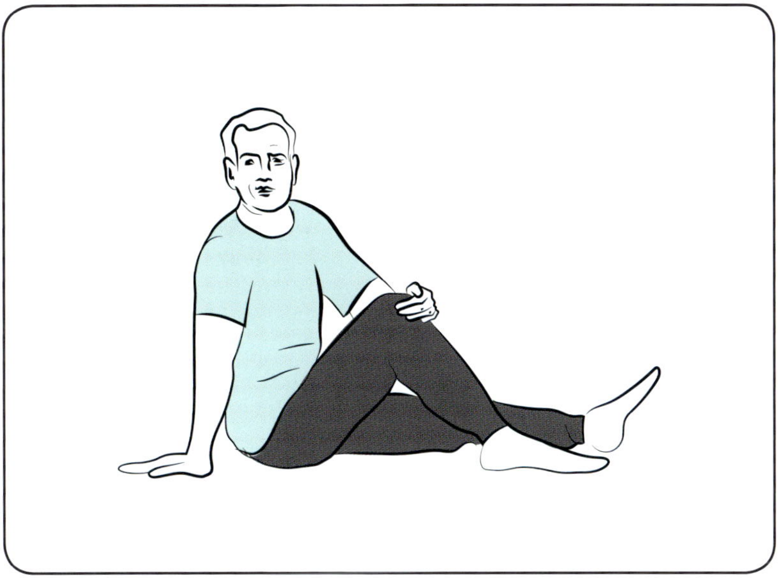

ein rechter Winkel entsteht. Stellen Sie gleichzeitig die rechte Hand hinter Ihrer Hüfte auf den Boden. Die Finger weisen nach hinten und der Daumen zeigt leicht vom Körper weg. Umfassen Sie zudem das rechte Knie mit der linken Hand.

2. Atmen Sie aus und ziehen Sie den Bauchnabel in Richtung Wirbelsäule. Richten Sie sich noch einmal gerade auf und drehen Sie Oberkörper und Kopf gleichzeitig langsam nach rechts. Versuchen Sie, die Wirbelsäule zu entspannen, halten Sie die Position einen Moment und drehen Sie sich anschließend kontrolliert wieder zurück.

3. Wechseln Sie die Seiten und führen Sie die Übung auf beiden Seiten mehrere Male durch.

Tipps

- Versuchen Sie, die Gesichts- und Kiefermuskulatur bei dieser Übung entspannt zu lassen und zur Ruhe zu kommen. Halten Sie außerdem die Spannung in der Bauchmuskulatur über die komplette Durchführung der Übung.

Nackendehnung

Eine verspannte Nackenmuskulatur kann für Kopfschmerzen sorgen, Schmerzen im Kiefer- und Schulterbereich auslösen und auf die Stimmung schlagen. Bei dieser Übung dehnen Sie die Nackenmuskulatur und können dadurch Verspannungen vorbeugen oder diese sogar lösen. Wichtig ist ein langsamer und kontrollierter Bewegungsablauf.

Muskelgruppen: Nackenmuskulatur
Hilfsmittel: keines, eventuell eine Gymnastikmatte
Ausgangsposition: Rückenlage

Ausführung

1. Legen Sie sich flach auf den Rücken. Die Beine sind locker ausgestreckt, die Arme ruhen neben dem Körper. Richten Sie den Blick nach oben, während Sie den Kopf entspannt auf dem Hinterkopf ruhen lassen.

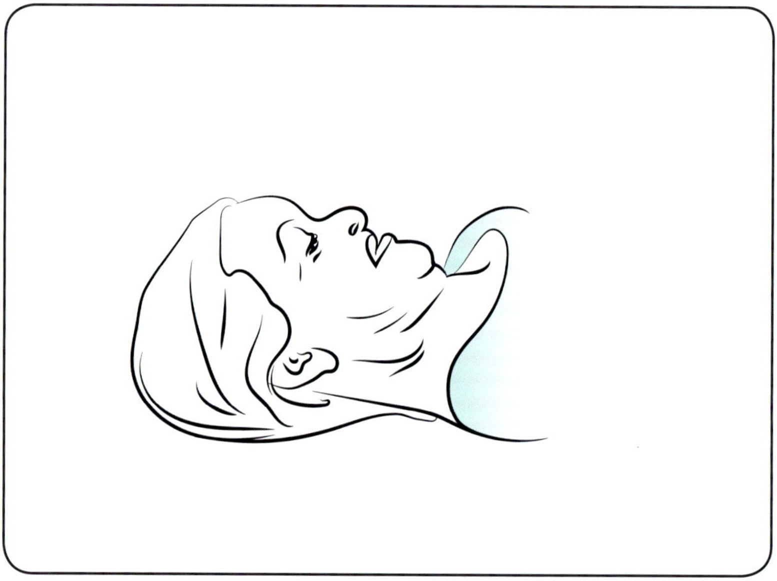

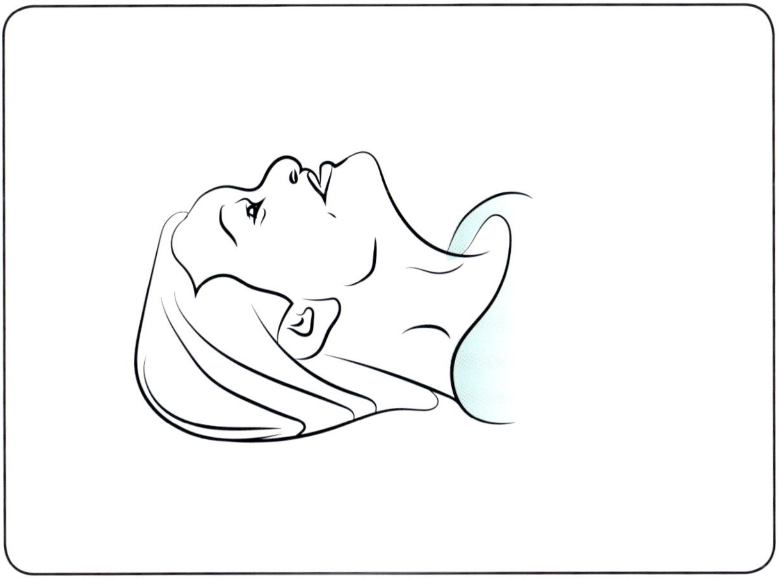

2. Atmen Sie ein und heben Sie das Kinn langsam an. Der Kopf bleibt hierbei auf dem Boden, jedoch verschiebt sich der Punkt, auf dem das Gewicht ruht. Heben Sie das Kinn nur so weit, wie es sich angenehm anfühlt, und überdehnen Sie die Halsmuskulatur nicht.

3. Atmen Sie aus und senken Sie das Kinn dabei langsam in Richtung Brustkorb. Auch jetzt bleibt der Kopf auf der Matte und Sie spüren, wie sich der Punkt, auf dem das Gewicht lastet, erneut verschiebt. Wiederholen Sie diese Übung mehrere Male.

Tipps

- Atmen Sie während der Übung langsam ein und aus und versuchen Sie die Kiefer- und Gesichtsmuskulatur zu entspannen. Halten Sie den Kopf möglichst gerade. Achten Sie außerdem darauf, dass Ihre Schultern locker bleiben und nicht in Richtung Ohren ziehen.
- Falls Sie gesundheitliche Probleme im Bereich der Halswirbelsäule haben, sollten Sie diese Übung nicht ohne vorherige Konsultation eines Arztes durchführen.

Oberschenkeldehnung

Wenn Sie unter Spannung in den Beinen leiden und sich Ihre Oberschenkel oft müde und schwer anfühlen, ist diese Übung genau richtig für Sie. Der Übungsablauf ist nicht besonders dynamisch, weshalb Sie verstärkt auf eine korrekte Ausführung achten können.

Muskelgruppen: Oberschenkelmuskulatur
Hilfsmittel: Theraband, eventuell ein Handtuch und eine Gymnastikmatte
Ausgangsposition: Rückenlage

Ausführung

1. Legen Sie sich auf den Rücken, winkeln Sie die Knie an und stellen Sie beide Füße auf den Boden. Heben Sie nun das rechte Bein an und legen Sie das Theraband um die Fußsohle. Halten Sie das Band gut fest, nach Belieben können Sie es auch locker um die Hände wi-

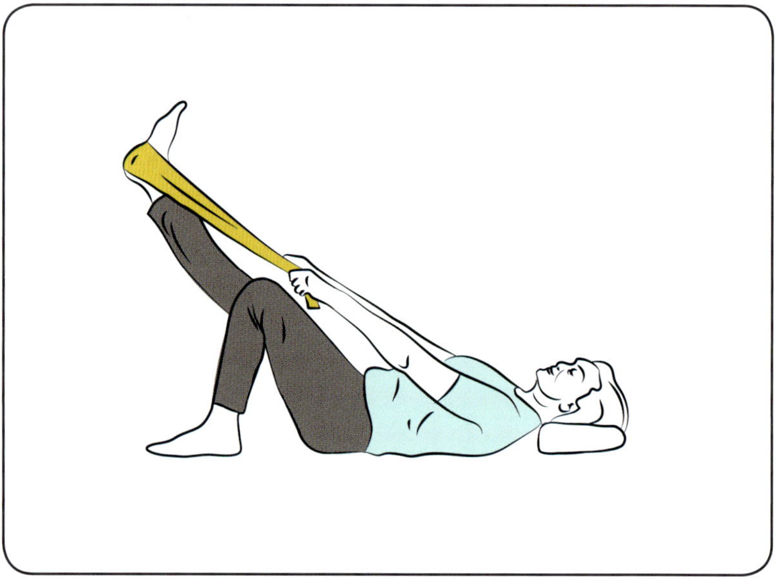

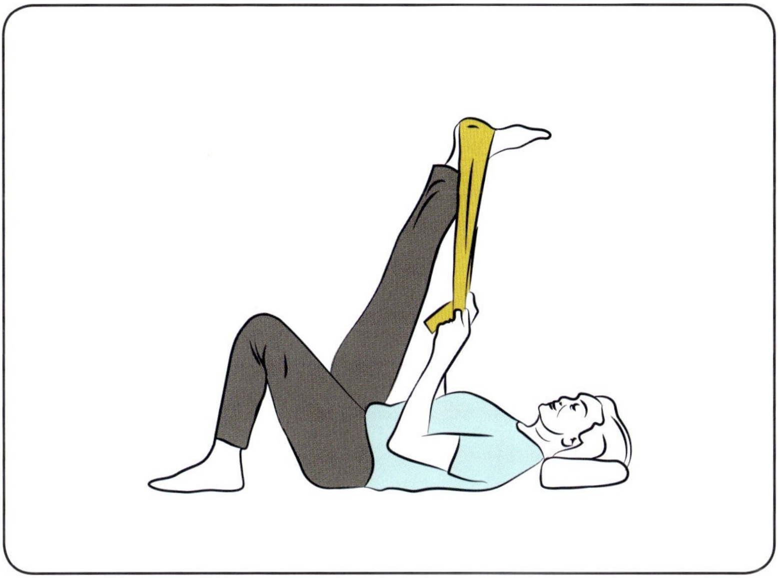

ckeln. Atmen Sie ein, ziehen Sie den Bauchnabel in Richtung Wirbelsäule und strecken Sie das rechte Bein langsam aus. Spüren Sie die Dehnung und halten Sie die Position für einige Sekunden.

2. Beim Ausatmen ziehen Sie das ausgestreckte Bein mit dem Oberschenkel in Richtung Bauch, bis Sie eine Dehnung verspüren. Halten Sie diese Position einige Sekunden und legen Sie das Bein anschließend kontrolliert ab. Wechseln Sie die Seiten und wiederholen Sie die Übung mehrere Male.

Variante

- Halten Sie das Theraband nur mit der rechten Hand und ziehen Sie das ausgestreckte Bein in Richtung rechter Schulter. Wechseln Sie auch hier die Seiten und wiederholen Sie die Übung.

Tipps

- Um die Nackenmuskulatur zu unterstützen, können Sie ein zusammengerolltes Handtuch unter den Kopf legen. Versuchen Sie, Nacken, Gesicht und Kiefer während der Übung entspannt zu lassen.

Schulterdehnung

Im täglichen Leben werden die Schultern häufig überdurchschnittlich belastet. Diese Übung hilft, Verspannungen in diesem Bereich zu lösen und die Muskulatur zu stärken. Das verbessert die Beweglichkeit und kann helfen, Rücken-, Nacken- und Kopfschmerzen zu verhindern.

Muskelgruppen: Rücken- und Schultermuskulatur
Hilfsmittel: Stuhl
Ausgangsposition: Sitz

Ausführung

1. Setzen Sie sich auf den Stuhl und stellen Sie die Füße vor sich auf den Boden. Die Fußspitzen zeigen nach vorn, die Knie sind hüftbreit auseinander. Die Hände ruhen entspannt auf den Oberschenkeln, der Rücken ist gerade und der Blick geht nach vorn.

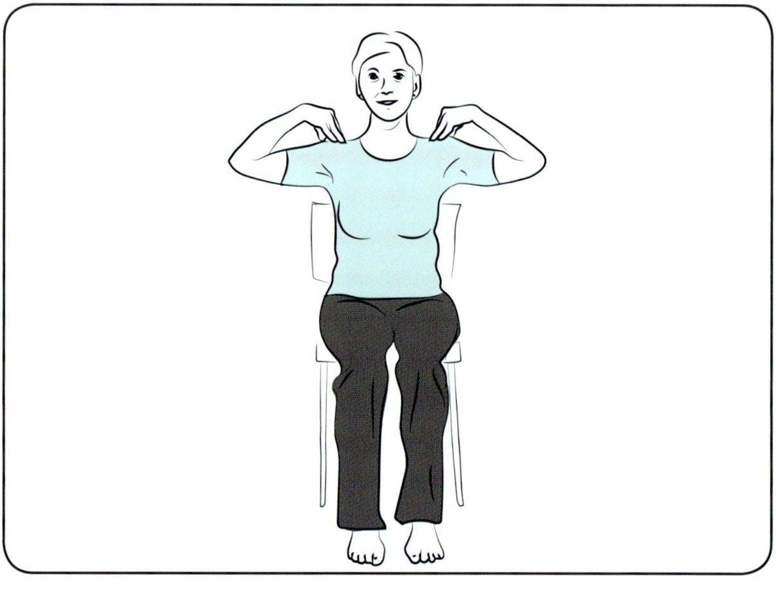

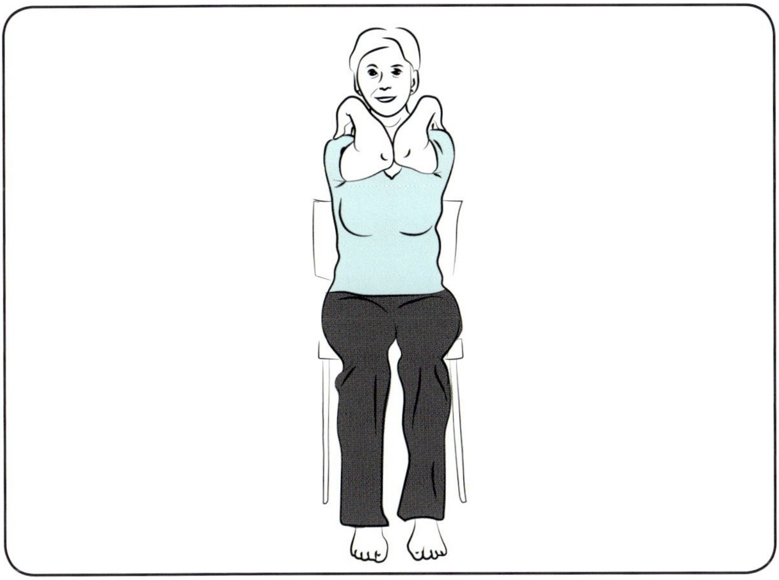

2. Heben Sie beim Einatmen die Hände vors Herz, strecken Sie die Arme dann nach oben aus und winkeln Sie die Ellenbogen anschließend seitlich so an, dass Sie mit den Fingerspitzen von oben die Schultern berühren.

3. Atmen Sie tief ein, heben Sie dabei das Brustbein an und lassen Sie Ihre Schulterblätter zusammenkommen. Spüren Sie, wie sich Ihre Brust öffnet.

4. Atmen Sie aus und führen Sie dabei die Ellenbogen so weit wie möglich vor der Brust zusammen. Es ist nicht notwendig, dass diese sich berühren, zeugt aber von einer maximalen Dehnung im Schulterbereich. Spüren Sie, wie die Schulterblätter sich auseinanderziehen. Wiederholen Sie beide Bewegungsabläufe mehrfach.

Tipp

- Achten Sie darauf, dass Ihr Oberkörper und die Wirbelsäule während der Übung gerade bleiben. Es hilft dabei, den Bauchnabel in Richtung Wirbelsäule zu ziehen.

Hüftmobilisierer

Mobilität in der Hüfte ist im Alltag sehr wichtig, denn nur flexible Hüftgelenke und eine trainierte Hüftmuskulatur ermöglichen es, schmerzfrei zu gehen, zu sitzen oder aufzustehen. Diese Übung ist für einen leichten Einstieg gedacht.

Muskelgruppen: Hüftmuskulatur
Hilfsmittel: Stuhl
Ausgangsposition: Sitz

Ausführung

1. Setzen Sie sich auf den Stuhl und stellen Sie die Füße vor sich auf den Boden. Die Knie stehen etwa hüftbreit auseinander und die Hände ruhen entspannt auf den Oberschenkeln. Der Rücken ist gerade und der Blick zeigt geradeaus. Beugen Sie sich leicht nach vorn und fassen Sie mit beiden Händen unter den rechten Oberschenkel. Heben Sie das

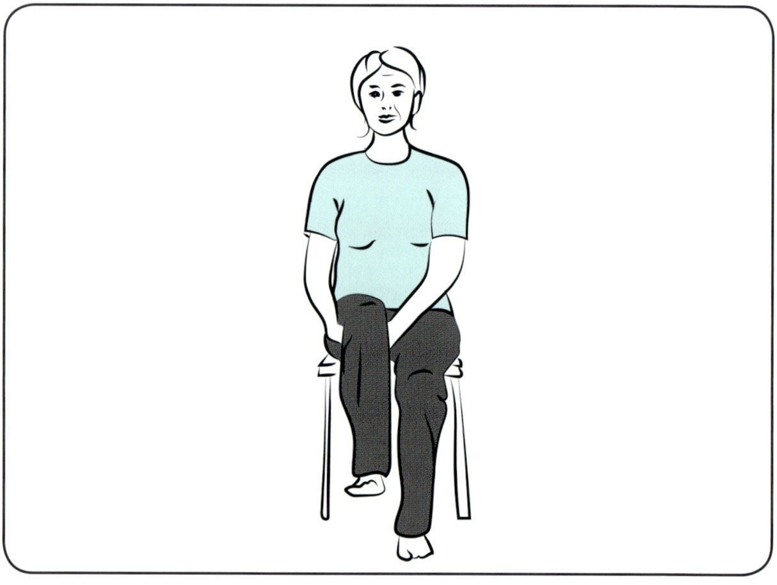

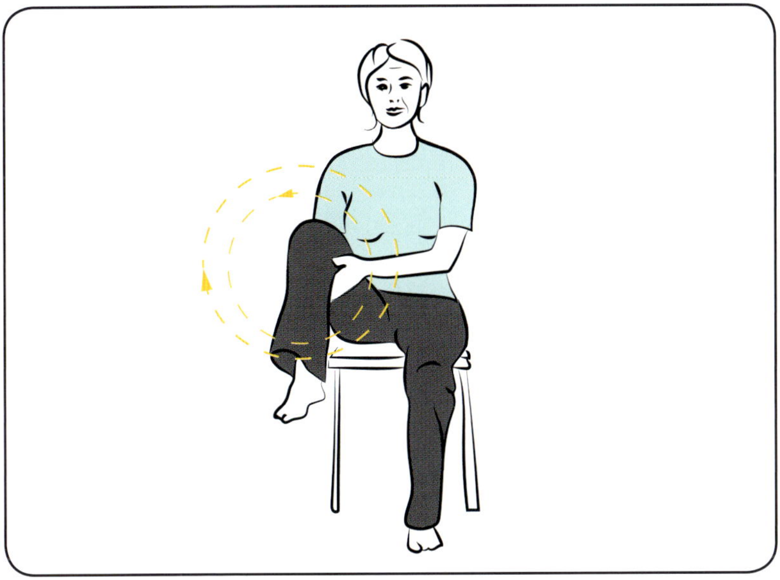

Bein beim Einatmen leicht an und achten Sie darauf den Rücken hierbei die ganze Zeit gerade zu lassen.

2. Lassen Sie den Oberschenkel langsam von rechts nach links schaukeln und atmen Sie dabei gleichmäßig ein und aus.

3. Bewegen Sie den Oberschenkel nun langsam im Kreis, wobei Sie die gleiche Anzahl an Kreisen mit und gegen den Uhrzeigersinn durchführen. Je weiter die Kreise sind, die Sie beschreiben, desto größer ist die Dehnung in der Hüfte. Setzen Sie das Bein ab und wechseln Sie die Seiten. Wiederholen Sie die Übung mit dem linken Oberschenkel.

Variante

- Für eine zusätzliche Stärkung der Beinmuskulatur können Sie die Übung auch ohne Zuhilfenahme der Hände ausführen.

Tipp

- Für einen geraden Rücken während der Übung, heben Sie die Brust leicht an und ziehen den Bauchnabel Richtung Wirbelsäule.

Seitendehnung

Eine mobile Wirbelsäule erleichtert es, den ganzen Körper beweglich zu halten. Diese Übung sorgt nicht nur dafür, die Körperhaltung zu verbessern, sondern kann zudem schmerzhaften Verspannungen vorbeugen. Indem Sie Ihre Seiten bei dieser Übung öffnen, spüren Sie anschließend eine angenehme Weite und Leichtigkeit.

Muskelgruppen: Bauch- und Armmuskulatur
Hilfsmittel: Stuhl
Ausgangsposition: Sitz

Ausführung

1. Setzen Sie sich auf den Stuhl und achten Sie darauf, dass Ihre Füße etwa hüftbreit auseinanderstehen. Die Fußspitzen zeigen nach vorn und die Hände ruhen entspannt auf den Oberschenkeln. Der Rücken ist gerade, die Blickrichtung zeigt nach vorn.

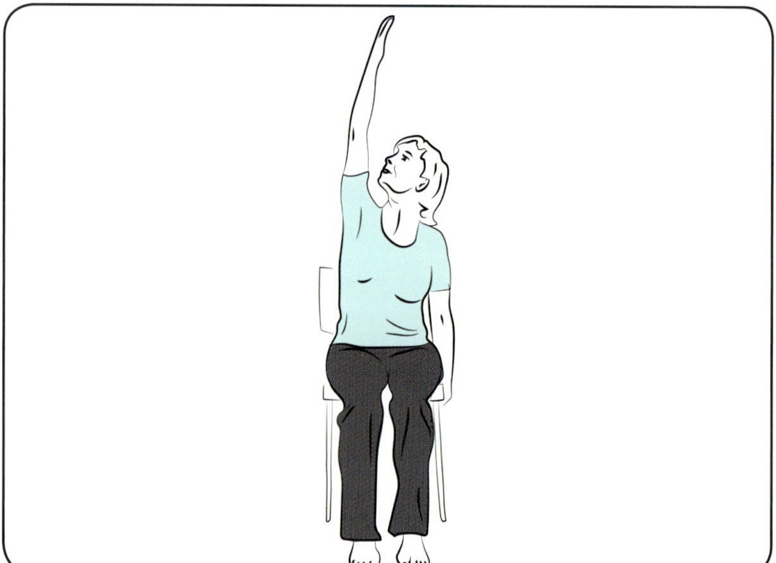

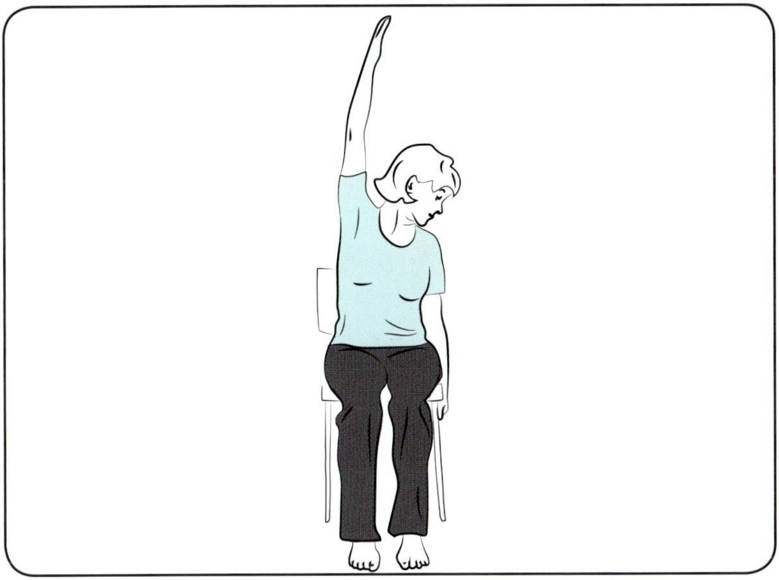

2. Lösen Sie beide Hände vom Oberschenkel und lassen Sie die Arme nach unten sinken. Halten Sie den rechten Arm unter Spannung und spreizen Sie die Finger auseinander. Die Handfläche zeigt nach außen, die Fingerspitzen in Richtung Boden.
3. Führen Sie nun den rechten Arm seitlich über den Kopf. Die Füße bleiben fest im Boden verankert, der linke Arm zeigt gerade nach unten.
4. Drehen Sie den Kopf leicht zur linken Schulter, sodass Ihre Blickrichtung zur linken Hand weist. Halten Sie diese Position einige Atemzüge lang und kehren Sie dann langsam in die Ausgangsposition zurück. Wechseln Sie die Seiten und spüren Sie die Dehnung in der Wirbelsäule und den Körperseiten.

Tipp

- Achten Sie auf einen geraden Rücken während der Übung und darauf, dass Ihre Beine und Ihr Gesäß sich nicht vom Stuhl lösen.

Endentspannung

Im Anschluss an das Training ist die Endentspannung eine Belohnung für Körper und Geist. Sie kann in verschiedenen Variationen ausgeführt werden. Die folgenden Beispiele sind als Anregung zu verstehen.

Muskelgruppen: alle
Hilfsmittel: Stuhl, Kissen, eventuell eine Gymnastikmatte
Ausgangsposition: Rückenlage

Ausführung

1. Kommen Sie in die Rückenlage und schieben Sie ein weiches Kissen unter das Gesäß. Lassen Sie die Arme entspannt auf dem Boden ruhen und werden Sie weich im Rücken und im Gesicht. Die Oberschenkel sind leicht angewinkelt und Füße sowie Unterschenkel liegen sanft auf der Sitzfläche des Stuhls.

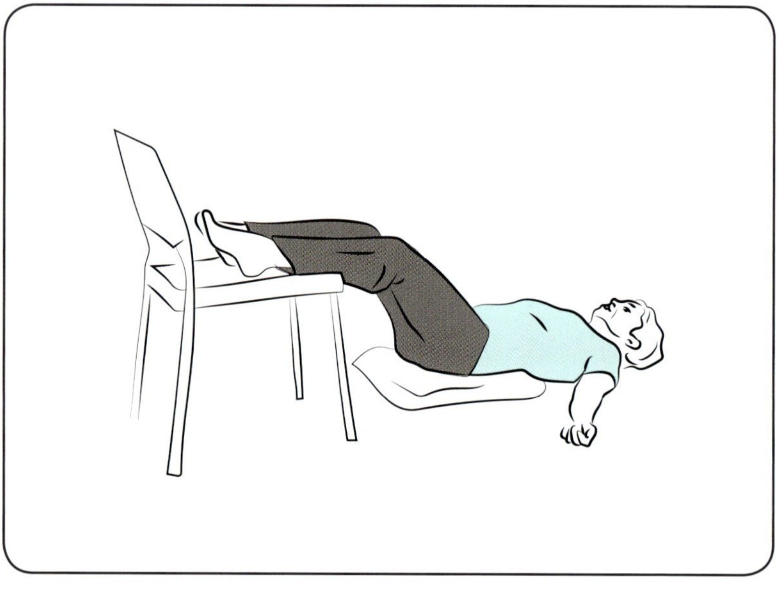

2. Spannen Sie nun nacheinander einzelne Muskelpartien Ihres Körpers an, bevor Sie sie anschließend bewusst entspannen: Ziehen Sie die Fußspitzen Richtung Knie, halten Sie die Anspannung und lassen Sie wieder los. Schieben Sie die Füße auf dem Stuhl nach vorn, bis die Hüfte leicht nach oben kommt, spannen Sie die Gesäßmuskulatur an und lassen Sie wieder los. Heben Sie die Arme vom Boden ab und ballen Sie die Hände zu Fäusten, ehe Sie wieder entspannen. Heben Sie den Brustkorb leicht an, ziehen Sie die Schulterblätter zusammen und lösen Sie dann die Spannung. Ziehen Sie die Schultern erst nach oben, dann nach unten, halten Sie diese Position und lassen Sie wieder los. Spannen Sie Ihre Gesichtsmuskulatur für einige Sekunden an, bevor Sie die Anspannung wieder lösen. Gähnen Sie intensiv und öffnen Sie dabei Ihren Mund weit, während Sie Ihre Augen fest zusammenkneifen. Anschließend lösen Sie die Anspannung und atmen tief und laut aus.

3. Spüren Sie die Schwere und Entspannung in Ihren Gliedern und lassen Sie Ihre Gedanken fließen. Wecken Sie Ihren Körper wieder auf, indem Sie Fuß- und Handgelenke kreisen lassen. Strecken Sie die Arme über den Kopf aus und rekeln und strecken Sie sich ausgiebig. Kommen Sie dann langsam und bedächtig zum Sitzen und spüren Sie noch einmal nach.

Register

Impressum

Benzstraße 56, D-71272 Renningen

www.garant-verlag.de
ISBN 978-3-7359-1935-9

Erfahren Sie mehr!

Komplettproducing: twinbooks, München (Eva Hutter)
Text: Sarah Herhut für twinbooks, München
Alle Abbildungen © Shutterstock Images; Illustrationen: Margarete Klenner; Coverabbildungen © Shutterstock Images: G-Stock Studio; YAKOBCHUK VIACHESLAV; fizkes; Olena Yakobchuk; Africa Studio